Charul Preet Kaur
Vikas Jindal
Divya Jaggi

Periocêuticos- um complemento à terapia periodontal

Charul Preet Kaur
Vikas Jindal
Divya Jaggi

Periocêuticos- um complemento à terapia periodontal

ScienciaScripts

Imprint

Any brand names and product names mentioned in this book are subject to trademark, brand or patent protection and are trademarks or registered trademarks of their respective holders. The use of brand names, product names, common names, trade names, product descriptions etc. even without a particular marking in this work is in no way to be construed to mean that such names may be regarded as unrestricted in respect of trademark and brand protection legislation and could thus be used by anyone.

Cover image: www.ingimage.com

This book is a translation from the original published under ISBN 978-3-330-35206-3.

Publisher:
Sciencia Scripts
is a trademark of
Dodo Books Indian Ocean Ltd. and OmniScriptum S.R.L publishing group

120 High Road, East Finchley, London, N2 9ED, United Kingdom
Str. Armeneasca 28/1, office 1, Chisinau MD-2012, Republic of Moldova, Europe
Printed at: see last page
ISBN: 978-620-7-66551-8

ÍNDICE

CAPÍTULO 1

INTRODUÇÃO

As doenças periodontais, que causam a destruição das estruturas de suporte da dentição, são doenças infecciosas crónicas comuns da cavidade oral, iniciadas por agentes patogénicos Gram-negativos associados aos dentes, organizados sob a forma de biofilme, cuja presença provoca uma resposta inflamatória do hospedeiro.[1] A interação dos microrganismos com o hospedeiro determina o curso e a extensão das doenças resultantes. Os microrganismos podem exercer efeitos patogénicos diretamente, causando a destruição dos tecidos, ou indiretamente, estimulando e modulando as respostas do hospedeiro. A resposta do hospedeiro é mediada pela interação microbiana e por características inerentes

do hospedeiro, incluindo factores genéticos que variam entre indivíduos. Em geral, a resposta do hospedeiro funciona de forma protetora, impedindo a progressão da infeção local. No entanto, a alteração local e a destruição dos tecidos do hospedeiro em resultado das interacções entre os micróbios e o hospedeiro podem manifestar-se como uma doença periodontal.[2]

Para a resolução clínica da doença periodontal, os esforços terapêuticos centram-se na eliminação dos factores etiológicos que se pensa desempenharem um papel importante na iniciação e progressão desta doença. Assim, um dos principais focos da investigação periodontal tem sido dirigido para a redução e/ou eliminação destas bactérias patogénicas que se pensa causarem a periodontite. Isto tem sido conseguido, em grande parte, através da utilização de abordagens de tratamento mecânico, incluindo a utilização de raspagem e planeamento radicular (SRP), a utilização de medidas de cuidados domiciliários e, finalmente, intervenções cirúrgicas. A SRP tem sido a base da terapia periodontal durante séculos e ainda é considerada o "Padrão de Ouro". Nos últimos anos, outras abordagens adjuvantes que visam erradicar ou reduzir drasticamente as bactérias incluíram medidas farmacológicas, que requerem a utilização de medicamentos antimicrobianos sistémicos e tópicos.[3]

No entanto, a investigação recente sobre a patogénese das doenças periodontais conduziu a uma importante mudança de paradigma, na forma como vemos a progressão da doença periodontal. Ou seja, reconhece-se agora que, apenas a presença de micróbios é insuficiente, devendo estar envolvidos factores do hospedeiro para que a doença se desenvolva e progrida. O hospedeiro reage a este desafio bacteriano activando os seus mecanismos de defesa numa tentativa de localizar e, eventualmente, eliminar os agentes patogénicos. Durante este processo, a resposta do hospedeiro elabora uma variedade de mediadores e acredita-se agora que a maior componente da destruição dos tecidos moles e duros observada na periodontite ocorre como resultado da ativação dos mecanismos de defesa imuno-inflamatórios do hospedeiro em resposta à presença de placa bacteriana. A natureza exacta da resposta inflamatória do hospedeiro é ainda uma área de intensa investigação, mas é claro que os mediadores pró-inflamatórios derivados do hospedeiro (PGE2, TNF-a, IL-1a, IL-6) desempenham um papel significativo nas alterações do tecido conjuntivo e do metabolismo ósseo que levam à rutura do ligamento periodontal (PDL) e à reabsorção do osso alveolar. Além disso, factores de risco adquiridos e ambientais, como a diabetes mellitus, o tabagismo e o stress, bem como características geneticamente transmitidas, podem acentuar a resposta inflamatória do hospedeiro ao desafio bacteriano e, eventualmente, a suscetibilidade à doença.[4]

A importância da resposta inflamatória do hospedeiro na patogénese periodontal apresenta a oportunidade de explorar novas estratégias de tratamento da periodontite. A resposta imuno-inflamatória do hospedeiro contra a placa bacteriana pode, assim, ser vista como uma "espada de dois gumes", ou seja, a resposta é protetora por intenção, mas em doentes susceptíveis que exibem uma resposta inflamatória exagerada à placa, acaba por ser responsável por perpetuar a destruição do periodonto.[5] Esta mudança de paradigmas, com ênfase na resposta do hospedeiro, levou ao desenvolvimento de terapias moduladoras do hospedeiro (HMT) que podem melhorar os resultados terapêuticos, retardar a progressão da doença, permitir uma gestão mais previsível dos pacientes e, possivelmente, até funcionar como agentes preventivos contra o desenvolvimento da periodontite. A "periocêutica" ou a utilização de agentes farmacológicos especificamente desenvolvidos para o tratamento da periodontite é uma ajuda interessante e emergente no tratamento das doenças periodontais, juntamente com o desbridamento mecânico[6] . O objetivo dos agentes moduladores do hospedeiro, que é uma parte imperativa da periocêutica, é restaurar o equilíbrio entre mediadores pró-inflamatórios e enzimas destrutivas e, por outro lado, mediadores anti-inflamatórios e inibidores enzimáticos

Em comparação com outras modalidades terapêuticas utilizadas contra a infeção, a modulação da resposta do hospedeiro é potencialmente não invasiva, tem menos efeitos secundários e não requer um método de aplicação complicado. Existem vários agentes terapêuticos moduladores da resposta do hospedeiro para o tratamento e gestão das doenças periodontais, que são uma parte indispensável da periocutica e são utilizados como adjuvantes das terapias periodontais tradicionais.[7]

CAPÍTULO 2

PERSPECTIVA HISTÓRICA

Em 1985, a investigação começou a centrar-se muito na interação bactéria-hospedeiro, conduzindo à "era da inter-relação bactéria-hospedeiro".[8] Durante esta era, reconheceu-se que, embora existam provas de que os agentes patogénicos bacterianos específicos iniciam a patogénese da doença, a resposta do hospedeiro a estes agentes patogénicos é igualmente importante na mediação da degradação do tecido conjuntivo e da perda óssea. Tornou-se claro que são as enzimas e os mediadores derivados do hospedeiro, como as metaloproteases da matriz (MMPS), as citocinas e outros mediadores inflamatórios, como a PGE2, que causam a maior parte da destruição dos tecidos no periodonto. Esta mudança de paradigma de concentração na resposta do hospedeiro levou ao desenvolvimento de Terapias Moduladoras do Hospedeiro (TMH) que poderiam melhorar os resultados terapêuticos, retardar a progressão da doença, permitir uma gestão mais previsível dos doentes e, possivelmente, funcionar mesmo como agentes preventivos contra o desenvolvimento da periodontite.[9]

O conceito de modulação do hospedeiro foi introduzido pela primeira vez na medicina dentária por Williams em 1990 e Golub et al. em 1992 e, mais tarde, expandido por muitos investigadores. A lógica subjacente a esta abordagem consiste em ajudar o hospedeiro na sua luta contra agentes infecciosos, complementando os mecanismos de defesa naturais inerentes ou modificando a sua resposta através da alteração do curso dos sistemas inflamatórios. O objetivo dos agentes moduladores do hospedeiro, que é uma parte imperativa da perioceticoterapia, é restabelecer o equilíbrio entre, por um lado, os mediadores pró-inflamatórios e as enzimas destrutivas e, por outro, os mediadores e as enzimas anti-inflamatórias.[10]

O termo perioceutic (periodontal + terapêutico) foi introduzido pela primeira vez pela

Heska Corporation (Fort Collins, CO). Em 1998, esta empresa apresentou um pedido de proteção da marca "perioceutic" para rotular os géis terapêuticos periodontais, especialmente para utilização no domínio veterinário, mas em 2000 esta marca foi abandonada. A utilização de periocêuticos torna-se obrigatória quando os doentes são incapazes de reduzir eficazmente os riscos, tais como o risco apresentado pela genética do doente, os fumadores que não conseguem deixar o hábito, os doentes que não conseguem manter uma higiene oral adequada, a incapacidade de reduzir o stress, os diabéticos mal controlados apesar dos melhores esforços do médico e a incapacidade ou falta de vontade do médico para alterar

medicamentos dos doentes.

CAPÍTULO 3

TERAPIA MODULADORA DO HOSPEDEIRO

- DEFINIÇÃO E JUSTIFICAÇÃO

A terapia moduladora do hospedeiro (TMH) é um conceito de tratamento que visa reduzir a destruição dos tecidos e estabilizar ou mesmo regenerar o periodonto, modificando ou desregulando os aspectos destrutivos da resposta do hospedeiro e aumentando a regulação das respostas protectoras ou regenerativas. Os HMT são fármacos administrados sistémica ou localmente que são prescritos como parte da terapia periodontal e são utilizados como adjuvantes dos tratamentos periodontais convencionais, como a destartarização e o planeamento radicular (SRP) e a cirurgia. O interesse na potencial aplicação de HMTs no tratamento da periodontite tem sido impulsionado por uma melhor compreensão da patogénese periodontal e pela consciência da importância da resposta do hospedeiro na suscetibilidade e progressão da doença.[11]

Os HMTs oferecem o potencial de levar as estratégias de tratamento periodontal a um novo nível. Historicamente, o tratamento tem-se centrado na redução do desafio bacteriano através da utilização de SRP, da melhoria da higiene oral e da cirurgia periodontal. No entanto, os resultados após o tratamento convencional desta doença crónica nem sempre são previsíveis ou estáveis. A doença e a saúde periodontais podem ser vistas como um equilíbrio entre (1) uma carga bacteriana persistente e eventos destrutivos pró-inflamatórios nos tecidos e (2) a resolução da inflamação e a desregulação dos processos destrutivos.

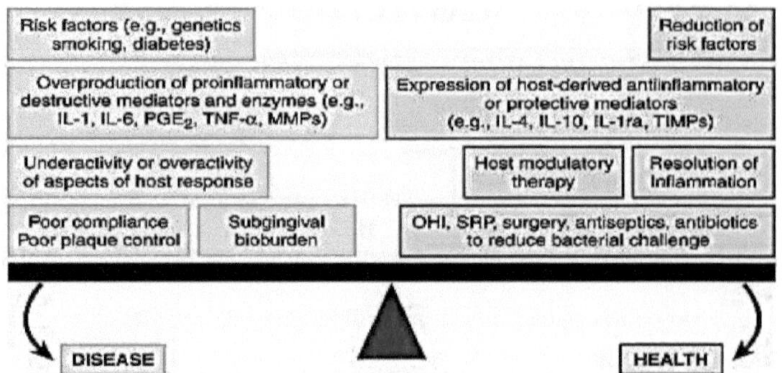

A remoção da placa bacteriana através da SRP visa um aspeto do processo patogénico, reduzindo a carga bacteriana e, por conseguinte, o desafio antigénico que impulsiona a resposta inflamatória nos tecidos do hospedeiro. No entanto, o desafio bacteriano nunca é completamente eliminado após a SRP, e ocorre a recolonização por espécies bacterianas. Os HMTs oferecem o potencial de regulação descendente dos aspectos destrutivos e regulação ascendente dos aspectos protectores da resposta do hospedeiro, de modo a que, em combinação com os tratamentos convencionais para reduzir a carga bacteriana, o equilíbrio entre a saúde (resolução da inflamação e cicatrização de feridas) e a progressão da doença (eventos pró-inflamatórios contínuos) seja inclinado na direção de uma resposta de cura. A HMT é um meio de tratar o lado do hospedeiro da interação entre o hospedeiro e as bactérias. A resposta do hospedeiro é responsável pela maior parte da degradação dos tecidos que ocorre, levando aos sinais clínicos da periodontite. Os HMTs oferecem a oportunidade de modular ou reduzir esta destruição através do tratamento de aspectos da resposta inflamatória crónica. Os HMTs não "desligam" os mecanismos de defesa normais ou a inflamação; em vez disso, melhoram os processos inflamatórios excessivos ou patologicamente elevados para aumentar as oportunidades de cicatrização de feridas e estabilidade periodontal.

A HMT pode ser utilizada para reduzir os níveis excessivos de enzimas, citocinas e prostanóides e não deve reduzir os níveis abaixo dos níveis constitutivos.

As HMT podem também modular a função dos osteoclastos e dos osteoblastos, mas devem

12 não afectam a renovação normal dos tecidos.[12]

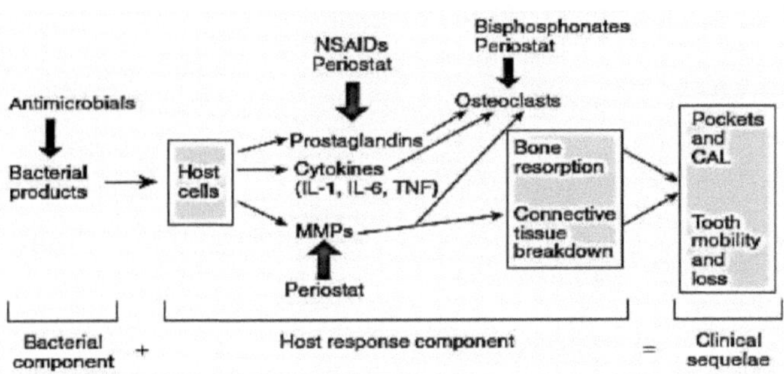

A HMT é fundamental para lidar com muitos dos factores de risco que têm efeitos adversos na resposta do hospedeiro, que não são facilmente controlados (por exemplo, tabagismo, diabetes) ou que não podem ser alterados (por exemplo, suscetibilidade genética). Além disso, os agentes moduladores do hospedeiro podem ser utilizados para aumentar os níveis dos mediadores protectores ou anti-inflamatórios da própria pessoa. A utilização de HMTs sistémicos para o tratamento da condição periodontal de um doente pode também proporcionar benefícios para outras doenças inflamatórias, tais como artrite, doenças cardiovasculares, condições dermatológicas, diabetes, artrite reumatoide e osteoporose, tais como anti-inflamatórios não esteróides (AINEs), bifosfonatos ou tetraciclina, bem como agentes mais recentes que visam citocinas específicas para o tratamento de condições médicas, podem estar a obter benefícios periodontais com estes medicamentos sistémicos prescritos para o tratamento de outras condições inflamatórias crónicas.[13]

Foram desenvolvidos vários HMT para bloquear ou modificar as vias da periodontite [14]

Inibição do metabolito do ácido araquidónico: Através dos AINEs

    a. Inibidores da COX-1: Indometacina, Flurbiprofeno, Naproxeno.

    b. Inibidores da COX-2: Rofecoxib.

    c. Inibidores da COX e da LOX: Triclosan, cetoprofeno tópico.

    d. Inibidores da LOX: Lipoxinas.

Modulação das MMPs

    a. TIMPs recombinantes

    b. Dose subantimicrobiana de doxiciclina

    c. Péptidos de ácido hidroxâmico, como a galardina

    d. Bisfosfatos

    e. CMTs

Modulação da remodelação óssea: abordagem terapêutica para tratar defeitos ósseos patológicos

    a. Terapia convencional

    b. Fator de necrose tumoral alfa

    c. Medicamentos anti-citocinas

    d. Terapêuticas anti-reabsortivas

- Terapia de substituição hormonal

- Bisfosfonatos

- Perturbação das interacções RANKL / RANK / osteoprotegerina

- Vitamina D

- Estatinas

Regulação da resposta imunitária e inflamatória:

    a. Supressão das citocinas pró-inflamatórias: Antagonista dos receptores de IL1 e TNF-a

    b. Modulação da atividade do óxido nítrico

- Inibição com MEG (mercaptoalquilguanidinas)

- Inibição da enzima nuclear poli (ADP-ribose) polimerase (PARP)

    c. Geração de anticorpos protectores através da vacinação. (Vacinas periodontais)

    d. Infusão/citocinas anti-inflamatórias suplementares: IL-4 e IL-10.

    e. Antagonista das moléculas de adesão das células endoteliais

Outras terapêuticas moduladoras do hospedeiro

    a. Probióticos

    b. Nutrientes

Terapia de modulação do hospedeiro administrada localmente

    a. Proteínas da matriz do esmalte

    b. Proteína morfogenética óssea

    c. Fator de crescimento derivado das plaquetas

    d. Ácido hipocloroso e taurina N Monocloramina

e. Cimetidina

Novos agentes moduladores do hospedeiro emergentes

a. Azitromicina

b. Hormona paratiroideia

CAPÍTULO 4

MODULAÇÃO DOS MEDIADORES DO ÁCIDO ARAQUIDÓNICO

- **A cascata de AA**

O AA é um ácido gordo poli-insaturado de 20 carbonos (eicosanóide) libertado dos fosfolípidos membranares pela ação da fosfolipase A2. O AA livre é metabolizado através das vias da ciclo-oxigenase (COX) ou da lipooxigenase (LO).

O AA é oxidado enzimaticamente pela COX para formar intermediários cicloendoperóxidos instáveis (PGG2 e PGH2) que conduzem à síntese de prostanóides (prostaglandinas, prostaciclina e tromboxano) ou pela ação da LO para formar os leucotrienos (LT) e outros ácidos monohidroxi-eicosatetraenóicos. Este processo é designado por cascata AA. [15]

- **Via de cascata Aa**

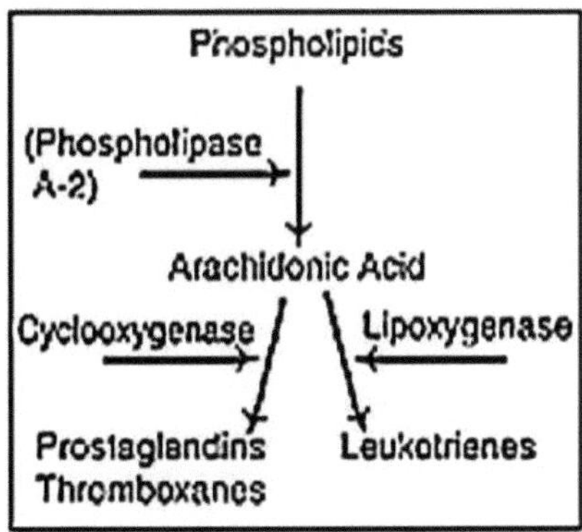

-Metabolitos de AA como mediadores da reabsorção óssea

Goldhaber, em 1971, descobriu que o processo de reabsorção podia ser estimulado por prostaglandinas produzidas por extractos gengivais humanos ou por prostaglandinas segregadas na cultura óssea após estimulação por um fator não identificado libertado do tecido gengival. Quase contemporaneamente, Klein & Raisz em 1970 relataram que as prostaglandinas e a PGE2 especificamente tinham o potencial de induzir a reabsorção óssea diretamente em cultura de órgãos.[16]

Goodson et al. demonstraram em 1974, através de experiências in vivo, que as prostaglandinas estavam implicadas no processo de reabsorção óssea. Foi possível induzir uma rápida reabsorção óssea no prazo de 7 dias após a injeção de uma solução contendo PGE1 sob a pele da calvária de ratos. Para além das prostaglandinas, outros metabolitos de AA, como a prostaciclina e o LT, parecem estar ativamente envolvidos na reabsorção óssea.

- Níveis de metabolitos de AA nos tecidos periodontais e no FGC

Outra linha de evidência para um papel das prostaglandinas na patogénese da doença periodontal veio do exame dos níveis de metabolitos do ácido araquidónico no fluido crevicular e em amostras de tecido da gengiva e da síntese de prostaglandinas pelos tecidos gengivais.[2] Os dados indicam claramente que, nos tecidos periodontalmente doentes, os níveis de prostaglandinas são significativamente elevados quando comparados com os níveis dos tecidos saudáveis. Goodson e colegas, que iniciaram esta linha de investigação, examinaram os níveis de PGE2 na gengiva humana tanto de pacientes saudáveis como de pacientes com doença periodontal. Foi medida uma elevação de dez vezes dos níveis de PGE2 nos tecidos gengivais doentes e comparada com a gengiva saudável excisada à volta dos terceiros molares. Pouco depois da descoberta da prostaciclina, Wong e colaboradores (1980) examinaram a capacidade dos tecidos gengivais humanos excisados para sintetizar 6-ceto-PGFla, o produto hidrolítico estável da prostaciclina. Encontraram uma formação significativa de prostaciclina nos tecidos gengivais inflamados quando comparados com os tecidos saudáveis.[17]

Assim, os mediadores lipídicos são reguladores importantes em muitas doenças que envolvem reacções inflamatórias. Uma vez que muitas moléculas no metabolismo dos eicosanóides estão associadas a papéis pró-inflamatórios, o bloqueio das acções da cascata do ácido araquidónico tem sido considerado um meio eficaz de bloquear a inflamação.

Com base neste princípio, foram desenvolvidos vários medicamentos para travar ou modificar a inflamação através do bloqueio das vias enzimáticas que levam à produção de mediadores lipídicos. Pensa-se que parte da atividade dos corticosteróides se deve ao bloqueio da libertação de ácido araquidónico dos fosfolípidos da membrana. Esta inibição inespecífica da produção de eicosanóides, embora altamente eficaz, conduz a múltiplos efeitos secundários, incluindo a supressão do sistema imunitário adquirido.[18] Como alternativa, têm sido utilizados anti-inflamatórios não esteróides ou inibidores específicos da ciclo-oxigenase para bloquear a produção de prostaglandinas. Os anti-inflamatórios não esteróides suprimem especificamente a inflamação mediada pela ciclo-oxigenase sem bloquear a imunidade adquirida.

- **Modulação dos metabolitos de AA com AINEs**

Ao longo de décadas, os metabolitos de AA foram estabelecidos como mediadores da destruição de tecidos em várias doenças inflamatórias, incluindo a artrite reumatoide e as doenças periodontais. O facto de os AINEs poderem suprimir a reabsorção óssea alveolar sugere que a síntese de metabolitos de AA pode representar uma via reguladora crítica para bloquear potencialmente a atividade de progressão da doença periodontal.[19]

A descoberta de que os anti-inflamatórios não esteróides (AINEs) bloqueiam a enzima CO e reduzem a síntese de prostaglandinas levou a estudos in vitro que avaliaram os AINEs como inibidores da reabsorção óssea. A inibição da progressão da doença periodontal utilizando um AINE foi demonstrada pela primeira vez com a Indometacina num modelo de periodontite canina induzida por ligadura. Vários AINE, incluindo a Indometacina, o Flurbiprofeno, o Ibuprofeno, o Naproxeno, o Ácido Mefenâmico e o Piroxicam, demonstraram a capacidade de inibir a gengivite e a progressão da periodontite em modelos animais de doença periodontal induzida por ligaduras e de ocorrência natural.[20]

- **AINEs tópicos em periodontia**

A administração tópica de AINEs é um método alternativo para administrar estes agentes. Em geral, a aplicação tópica de AINEs é possível porque estes fármacos são lipofílicos e são absorvidos pelos tecidos gengivais. Os AINEs que foram avaliados para administração tópica incluem o **cetorolac trimetamina** para bochechos e o **S-cetoprofeno para** dentífricos. Em ensaios multicêntricos controlados por placebo, ambos os fármacos foram associados a reduções na taxa de perda óssea alveolar quando utilizados em conjunto com instrumentação mecânica.[21]

O cetoprofeno, um AINE que pode bloquear tanto a via do CO como a via do LO, foi recentemente objeto de atenção (Harris RH 1985). A sua administração sob a forma de um creme racémico (1%), de um dentífrico com o enantiómero (S)- (0,3%, 3,0%) ou de uma cápsula com o enantiómero (S)- (10,0 mg) foi observada para prevenir a progressão da perda óssea alveolar em modelos de periodontite induzida por ligaduras. O cetoprofeno parece ser enantioselectivo, com benefícios farmacológicos restritos ao enantiómero (S)-.[22] A utilização de AINEs enantioselectivos (por exemplo, S-cetoprofeno) pode proporcionar uma maior eficácia em doses mais baixas e com menos efeitos secundários do que outros AINEs.[23]

- **Efeito da COX na doença periodontal**

Os resultados de experiências in vitro mostraram que os inibidores selectivos da COX-2 bloquearam a produção de prostaglandinas. O efeito das forças de tensão cíclicas aplicadas às células do ligamento periodontal humano (PDL) foi investigado relativamente à produção de PGE2 e à expressão do ARNm e da proteína COX-2 (Shimizu et al. 1998). A libertação de PGE2 para o meio de cultura e a expressão do mRNA e da proteína COX-2 aumentaram significativamente de forma dependente do tempo. Quando o AINE NS-398, um inibidor seletivo da COX-2, foi adicionado ao meio, a síntese de PGE2 foi completamente inibida, indicando que a força de tensão estimulava a expressão da COX-2 nas células PDL humanas (Shimizu et al. 1998).

Mais recentemente, uma terapia com um inibidor seletivo da COX-2

(Nimesulida)/descalcificação e alisamento radicular foi comparada com um inibidor não seletivo da COX (Naproxeno)/descalcificação e alisamento radicular nos parâmetros clínicos periodontais e nos níveis de prostaglandina E2 e prostaglandina F2 nos tecidos gengivais. Não se observou qualquer aumento adicional nos níveis de fixação clínica e na redução da profundidade de sondagem após ambas as terapias adjuvantes, quando comparadas com um grupo placebo/escalonamento e alisamento radicular.[24] No entanto, os grupos AINEs mostraram uma redução significativa dos níveis de prostaglandina F2 e prostaglandina E2 (apenas naproxeno), enquanto o grupo placebo mostrou um aumento destes níveis após 10 dias de tratamento. Com base nos resultados clínicos obtidos até à data, são necessários estudos adicionais a longo prazo para apoiar o uso adjuvante de AINEs no tratamento da doença periodontal.

- **Efeito da Indometacina na Doença Periodontal**

Um dos primeiros AINEs a ser estudado para a inibição da perda óssea periodontal foi a Indometacina, um inibidor específico da ciclo-oxigenase e um dos AINEs mais potentes disponíveis no início da década de 1970.

Pensou-se que a indometacina, como já foi referido, reduzia a libertação de prostaglandinas dos leucócitos polimorfonucleares humanos e dos macrófagos, tendo-se verificado que era um inibidor significativo da reabsorção óssea em sistemas de cultura de tecidos e em modelos animais.

Nyman et al. em 1979 relataram que a administração diária de indometacina a cães beagle com doença periodontal induzida por ligadura suprimiu a magnitude da inflamação aguda, atrasou o início da reação inflamatória aguda e reduziu a reabsorção óssea alveolar. Nenhum dos estudos conseguiu relacionar diretamente a inibição da síntese de prostaglandinas e os seus efeitos com a indometacina, embora existam provas suficientes para indicar que este é o fator mais significativo na eficácia do fármaco no bloqueio da reabsorção óssea. [25]

Curiosamente, parece que a indometacina é mais eficaz nos animais que estão relativamente livres de placa bacteriana. À medida que a placa continua a acumular-se na margem gengival, o medicamento parece ser menos capaz de reverter ou mediar os efeitos do processo inflamatório em curso.

- **Flurbiprofeno na doença periodontal**

Em 1984, Williams e colaboradores foram os primeiros a demonstrar o efeito de um AINE na perda óssea natural in vivo. Utilizando o AINE Flurbiprofeno, um ácido fenilalcanóico conhecido por ser um inibidor muito potente da ciclo-oxigenase, estes investigadores relataram uma diminuição significativa na reabsorção do osso alveolar da periodontite natural.[26]

Offenbacher et al, em 1987, confirmaram a eficácia do flurbiprofeno no tratamento da doença periodontal utilizando o modelo primata. Em 24 macacos adultos, duas doses diferentes de flurbiprofeno (0,27 ou 0,71 mg/kg/d) foram administradas por via sistémica utilizando um modelo de boca dividida.[27] Observou-se que, nos animais tratados com flurbiprofeno, houve uma inibição estatisticamente significativa da perda de aderência, da inflamação gengival e da hemorragia à sondagem, tanto na periodontite induzida por ligadura como na periodontite de ocorrência natural, aos 6 meses.[28]

- **Ibuprofeno na doença periodontal**

Ao estudar o AINE ibuprofeno e o seu efeito na doença periodontal do beagle, Williams et al. (1988) demonstraram que doses elevadas (4 mg/kg) e baixas (0,4 mg/kg) de ibuprofeno, tanto em formulações de libertação sustentada como de libertação normal, resultaram numa redução da taxa de perda óssea.[29]

A redução da perda óssea foi significativa nas taxas de dosagem mais elevadas, tanto para a libertação sustentada como para a dosagem normal de 4 mg/kg.

Kornman et al. (1990) relataram que a aplicação tópica de dois AINEs, ibuprofeno ou ácido mefanémico, na gengiva de macacos inibiu significativamente a perda óssea e que o ácido mefanémico também aumentou a densidade óssea no modelo primata. Estes efeitos sobre o osso foram observados na presença de gengivite clínica contínua e de acumulação de placa bacteriana, o que indica que estes AINEs podem atuar na presença de factores locais significativos que influenciariam a progressão da doença.

- **Efeitos adversos sistémicos dos AINEs**

Os inibidores da COX-1 parecem danificar a mucosa do trato gastrointestinal predominantemente por interferirem com a síntese fisiológica de prostaglandinas. A PGE2 e a PGI2 reduzem a secreção de ácido gástrico, aumentam o fluxo sanguíneo através da mucosa gástrica e estimulam a produção de muco citoprotector. Devido à supressão da produção de prostaglandinas, os inibidores da COX-1 podem causar ulceração gástrica ao produzirem isquemia da mucosa e ao prejudicarem a função protetora da barreira mucosa.

A PGE2 e a PGI2 são sintetizadas na medula renal e nos glomérulos, respetivamente. Ambos são potentes vasodilatadores envolvidos no controlo do fluxo sanguíneo renal e da excreção de sal e água. A ingestão prolongada de AINEs, que leva à supressão da síntese renal de prostaglandinas, pode resultar em aumento da retenção de sódio, redução do fluxo sanguíneo renal e, eventualmente, insuficiência renal. Embora a nossa compreensão do papel da COX-2 na patogénese da periodontite sugira que a inibição da COX-2 possa ser um alvo desejável para a intervenção terapêutica, os efeitos adversos graves das formulações actuais impedem a sua utilização como adjuvante da terapia periodontal. Especificamente, o uso a longo prazo de inibidores da ciclooxigenase 2 tem sido associado ao desenvolvimento de hipertensão, edema e insuficiência cardíaca congestiva numa proporção significativa de pacientes. Podem existir vários mecanismos através dos quais estes efeitos podem ocorrer.[30]

Por exemplo, foi demonstrado que alguns inibidores da ciclo-oxigenase-2 (isto é, Celecoxib, Valdecoxib e Rofecoxib) apresentam efeitos independentes da ciclo-oxigenase, como a inibição da anidrase carbónica. As anidrases carbónicas são metaloenzimas de zinco expressas em vários tipos de células, incluindo as do rim, onde actuam como catalisadores ácido-base gerais.

O celecoxib e o valdecoxib, mas não os outros inibidores da ciclo-oxigenase-2, apresentam as características de um potente inibidor da anidrase carbónica, mostrando uma atividade inibidora selectiva da anidrase carbónica II humana na gama nanomolar. O perfil cardiovascular dos inibidores da ciclo-oxigenase-2 pode ser explicado pela inibição da síntese de prostaglandinas dependente da ciclo-oxigenase. Atualmente, nenhuma formulação de AINE está aprovada pela FDA para o tratamento de doenças periodontais.

- Perspectivas para o futuro

Temos agora uma década de investigação que examina o efeito dos AINEs no abrandamento da progressão da doença periodontal em modelos animais e em humanos. Embora os dados indiquem claramente que os AINEs, quer tomados sistemicamente quer aplicados topicamente, podem diminuir o processo da doença periodontal, ainda há muito trabalho a fazer para esclarecer o papel dos AINEs na terapia periodontal.

São necessários estudos longitudinais bem controlados em humanos sobre o efeito dos AINEs na progressão da doença periodontal e sobre a utilidade destes fármacos na terapia periodontal. Também os inibidores duplos das enzimas ciclo-oxigenase e 5-lipoxigenase podem revelar-se eficazes na terapia periodontal.

Na mesma linha, é necessário determinar o efeito do bloqueio da via da lipoxigenase na progressão da doença periodontal e se isso desviaria o metabolismo do ácido araquidónico para a via da ciclo-oxigenase e, em caso afirmativo, os seus efeitos.

Além disso, é necessário analisar continuamente os efeitos secundários da toma de AINE durante períodos prolongados. Por fim, deve notar-se que a produção local de prostaglandinas é apenas um dos muitos mediadores prováveis da destruição dos tecidos periodontais. A investigação sobre os AINEs na terapêutica periodontal pode, em última análise, ter apenas aberto a porta à investigação sobre a modulação do hospedeiro como uma abordagem adicional, mas estimulante, à prevenção e ao tratamento da doença periodontal.[31]

- Mediadores lipídicos da resolução da inflamação

O principal objetivo da resposta inflamatória é a eliminação do insulto com resolução e restauração da homeostase dos tecidos.[32] A eliminação rápida e completa dos leucócitos de uma lesão é o resultado ideal. A restauração da homeostase dos tecidos através das vias de resolução segue-se a uma resposta inflamatória aguda que gera mediadores lipídicos da inflamação (leucotrienos). A resolução da inflamação é iniciada por uma mudança de classe ativa nos mediadores, como as prostaglandinas e os leucotrienos clássicos, imunossolventes. Os mediadores lipídicos endógenos, incluindo as resolvinas, as protectinas, as lipoxinas e as maresinas, são biossintetizados durante a fase de resolução da inflamação aguda As lipoxinas são derivadas de ácidos gordos endógenos (ácido araquidónico), enquanto as resolvinas, as protectinas e as maresinas são derivadas de ácidos gordos da dieta, especificamente os ácidos gordos rn-3 presentes no óleo de peixe.

- <u>Lipoxinas</u>

As lipoxinas são moléculas naturais pró-resolução produzidas a partir de ácidos gordos endógenos. Derivadas do ácido araquidónico, as lipoxinas têm potentes acções anti-inflamatórias e de resolução. As lipoxinas A4 e B4 foram isoladas e identificadas pela primeira vez como inibidores da infiltração de neutrófilos polimorfonucleares e como estimuladores do recrutamento não-flogístico de macrófagos

- **Tipos de lipoxinas**

4. Lipoxina A4

5. Lipoxina B4

6. 15-epi-lipoxina A4

7. 15-epi-lipoxina B4

O LXA4 (ácido 5S, 6R, 15S-tri-hidroxi-7, 9, 13-trans-11-cis-eicosatetraenóico) e o seu isómero posicional LXB4 (ácido 5S, 14R, 15S-tri-hidroxi-6, 10, 12-trans-8-cis-eicosatetraenóico) são as principais espécies formadas nos mamíferos. Os 15-epi-LX são geralmente designados por LX desencadeados pela aspirina (ATL) e são enantiómeros 15R endógenos

de LXA4 e LXB4. Os ligandos sintéticos de LXA4 e ATLa têm

facilitou a caraterização de receptores distintos para LXA4 que

medeiam o sinal anti-inflamatório.

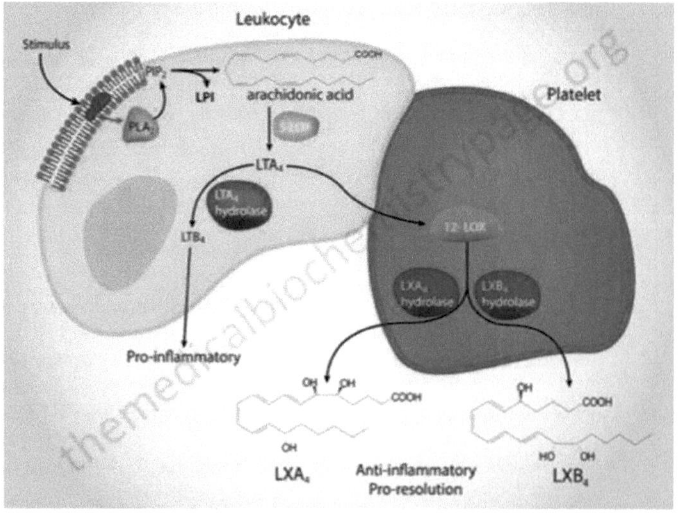

- Resolvins

As resolvinas são mediadores lipídicos que são induzidos endogenamente durante a fase de resolução da inflamação. Estes mediadores lipídicos são biossintetizados a partir dos ácidos gordos polinsaturados w-3 essenciais precursores, o ácido eicosapentaenóico e o ácido docosahexaenóico, provenientes da dieta. Os dois principais grupos da família das resolvinas têm estruturas químicas distintas: A série E, derivada do ácido eicosapentaenóico; e a série D, derivada do ácido docosahexaenóico. As resolvinas da série E são produzidas pelo endotélio vascular através da ciclo-oxigenase-2 modificada pela aspirina, que converte o ácido eicosapentaenóico em ácido 18R-hidroperoxieicoapentaenóico e ácido 18S-hidroperoxieicoapentaenóico. Estes intermediários são rapidamente absorvidos pelos neutrófilos humanos e são metabolizados em resolvina E1 e resolvina E2 pela 5-lipoxigenase. A produção de resolvina E1 é aumentada no plasma de indivíduos que tomam aspirina ou ácido eicosapentaenóico, resultando na melhoria dos sinais clínicos de inflamação. Do mesmo modo, as resolvinas derivadas do ácido docosa-hexaenóico, série D, demonstraram reduzir a inflamação através da diminuição da adesão dos plaquetas leucócitos, e a conversão do ácido docosa-hexaenóico desencadeada pela aspirina produz moléculas com dupla função anti-inflamatória e pró-resolução.As resolvinas induzem as funções características da resolução da inflamação, incluindo a prevenção da penetração dos neutrófilos, a fagocitose dos neutrófilos apoptóticos para limpar a lesão e o aumento da eliminação da inflamação no interior da lesão para promover a regeneração dos tecidos.[33]

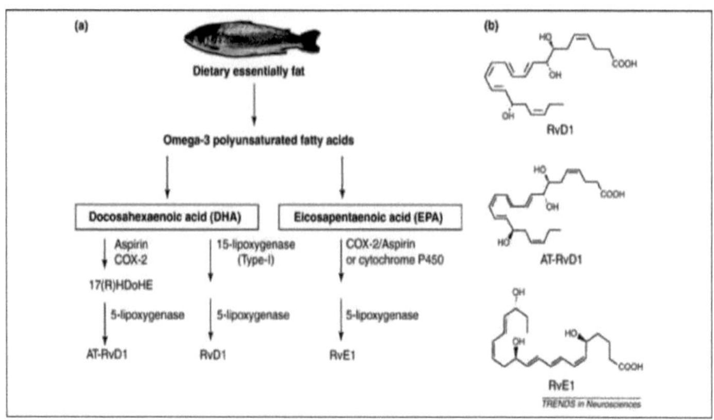

- Protectinas

As protectinas são também biossintetizadas através de uma via mediada por lipoxigenases. Esta via converte o ácido docosa-hexaenóico num intermediário contendo 17S-hidroxiperóxido que é rapidamente absorvido pelos leucócitos e convertido em ácido 10, 17-Dihidroxidocosa-hexaenóico, conhecido como protectina D1 ou neuroprotectina. A protectina D1 é também produzida por linfócitos humanos do sangue periférico com um fenótipo T-helper 2; reduz a secreção do fator de necrose tumoral alfa e do interferão gama, bloqueia a migração das células T e promove a apoptose das células T. As protectinas reduzem a transmigração dos neutrófilos polimorfonucleares através das células endoteliais e aumentam a depuração (eferocitose) dos neutrófilos polimorfonucleares apoptóticos pelos macrófagos humanos.

- Maresins

Os mediadores de macrófagos na resolução da inflamação (maresinas) foram recentemente identificados como moléculas primordiais produzidas por macrófagos com funções homeostáticas. A maresina-1 estimula eficazmente a eferocitose com células humanas e tem também funções regenerativas.

- **Efeitos dos mediadores lipídicos**

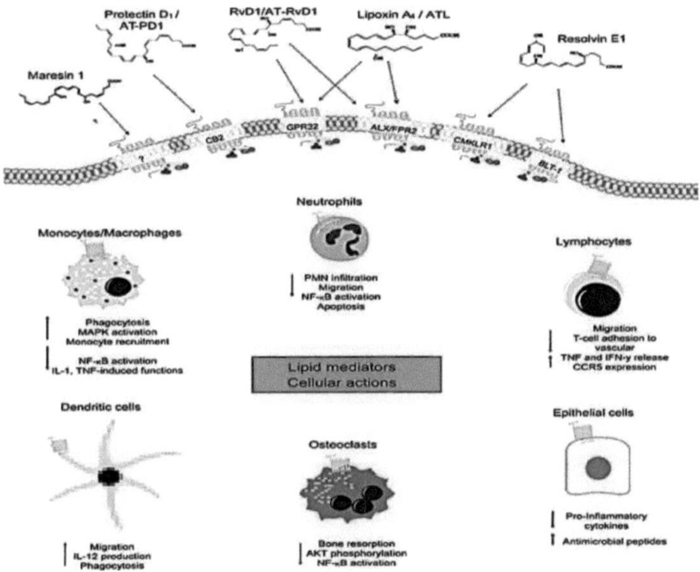

- **Conceitos de resolução da inflamação**

Os mediadores lipídicos locais constituem um novo género de compostos endógenos anti-inflamatórios e pró-resolventes que provaram ser muito potentes no tratamento de uma série de modelos de doenças humanas associadas à inflamação. As lipoxinas A4/aspirina e a resolvina E1 demonstraram inibir o recrutamento de neutrófilos, atenuar a expressão de genes pró-inflamatórios e reduzir a gravidade da colite num modelo murino. A infiltração de neutrófilos polimorfonucleares e a remoção linfática de fagócitos foram observadas quando a resolvina E1, a resolvina D2, a protectina D1, a lipoxina e a maresina foram utilizadas para melhorar a colite. [34] Em modelos de doença periodontal, as lipoxinas activadas por lipoxina A4/aspirina impediram a perda de tecido conjuntivo e de osso. O tratamento da periodontite experimental com mediadores lipídicos resultou numa resolução completa da inflamação e numa regeneração notável dos tecidos moles e ósseos; uma restauração da homeostase. Foi sugerido que a resolução defeituosa dos mecanismos de inflamação está subjacente ao fenótipo inflamatório apresentado nas doenças crónicas e que os mediadores lipídicos podem salvar este fenótipo. É evidente que os mediadores lipídicos pró-resolução desempenham um papel como moléculas naturais na manutenção da homeostasia, com um potencial promissor como agentes terapêuticos para doenças humanas

- **Implicações potenciais para as doenças periodontais**

A restauração da saúde dos tecidos através das vias de resolução é iniciada após uma resposta inflamatória aguda que gera mediadores lipídicos da inflamação, incluindo os clássicos eicosanóides, prostanóides, prostaciclinas e leucotrienos. A mudança de classe que inicia a resolução dá origem à síntese de imunossolventes através de vias que são parcialmente conhecidas. A mudança de classe de mediadores lipídicos é impulsionada, em parte, pelas prostaglandinas E2 e D2 derivadas da ciclooxigenase, através da regulação transcricional de enzimas envolvidas na biossíntese de lipoxinas. Os imunossolventes gerados incluem ácidos gordos polinsaturados *rn-6*, lipoxinas derivadas do ácido araquidónico, lipoxinas desencadeadas pela aspirina, ácidos gordos polinsaturados w-3, resolvinas derivadas do ácido eicosapentaenóico, resolvinas D derivadas do ácido docosahexaenóico, protectinas e maresinas. A sobre-expressão da 15-lipoxigenase tipo I em coelhos aumentou os níveis endógenos de lipoxina A4, protegendo o hospedeiro do desenvolvimento da doença periodontal.[35] Além disso, a resolvina E1, quando aplicada topicamente nos tecidos, também melhorou os sinais de atividade da doença, diminuindo a perda óssea em 95% e reduzindo o número de neutrófilos nos tecidos. A infiltração de leucócitos também foi reduzida quando a resolvina-1 foi utilizada num modelo de bolsa de ar dorsal de rato. Do mesmo modo, em células humanas obtidas de indivíduos com periodontite agressiva localizada, a resolvina E1 e a lipoxina A4 diminuíram a produção de superóxido pelos neutrófilos em resposta ao fator de necrose tumoral alfa e ao péptido bacteriano substituto, N-formilmetionil-leucil-fenilalanina, em 80%.Avaliou a suplementação dietética de ácidos poli-insaturados m-3 e aspirina, para além da destartarização e alisamento radicular; as profundidades das bolsas foram reduzidas e os níveis de fixação clínica aumentaram, com níveis mais baixos de mediadores inflamatórios na saliva, em comparação com a destartarização e o alisamento radicular isolados. [36]

- **Conclusão**

É agora evidente que a resolução da inflamação é modulada por mediadores protectores, tais como lipoxinas derivadas do ácido araquidónico, lipoxinas desencadeadas pela aspirina, resolvinas da série Es derivadas do ácido m3-eicosapentaenóico, resolvinas da série D derivadas do ácido docosahexaenóico, protectinas e maresinas. A interação selectiva dos mediadores lipídicos com os receptores acoplados à proteína G das células imunes inatas induz a cessação da infiltração leucocitária; o regresso ao normal da permeabilidade vascular/edema; a morte dos neutrófilos polimorfonucleares (principalmente por apoptose); a infiltração não-flogística de monócitos/macrófagos; e a remoção (por macrófagos) de neutrófilos polimorfonucleares apoptóticos, agentes estranhos (bactérias) e resíduos necróticos do local. Estes eventos celulares atingem o resultado ideal da inflamação, nomeadamente a resolução, com o regresso à homeostasia anterior à doença.

Goodson J. M et al (1972) afirmaram que as soluções contendo prostaglandina E1 injectadas sob a pele que cobre a calvária de ratos adultos produziram uma lesão de reabsorção visível no interior do osso em sete dias. O processo de reabsorção foi caracterizado pela substituição fibrosa da matriz óssea e pelo aumento da vascularização. As células inflamatórias não eram visíveis. Concluíram que a injeção subcutânea de prostaglandina E1 sobre uma superfície óssea estimulava a rápida reabsorção da matriz óssea no rato adulto. À medida que o processo de reabsorção continuava, desenvolveram-se áreas de matriz óssea reabsorvida. A rapidez e a extensão com que a reabsorção óssea foi produzida pela injeção de prostaglandina sugerem que uma síntese local de quantidades menores durante um período de tempo mais longo poderia explicar a perda óssea em doenças de desgaste ósseo localizadas. A recente elucidação das prostaglandinas como mediadores inflamatórios oferece uma hipótese plausível para a sua génese na doença periodontal.

Nyman S et al (1979) demonstraram que a colocação de ligaduras de fio de algodão numa posição apical à margem gengival de pré-molares e molares em cães jovens induziu uma reação inflamatória aguda nos tecidos periodontais, resultando na perda de ligação do tecido conjuntivo e do osso alveolar. A administração diária de indometacina em três cães machos da raça Beagle durante um período de 40 dias interferiu com a resposta do tecido periodontal à colocação de ligaduras. Concluíram que a indometacina demonstrou (i) atrasar o início e suprimir a magnitude da reação inflamatória aguda, e (ii) diminuir o grau de reabsorção do osso alveolar.

Williams. R. C et al (1984) examinaram a taxa de perda óssea em seis cães que receberam diariamente flurbiprofeno p.o., 0,02 mg/Kg. A progressão da doença periodontal durante o período de pré-tratamento foi obtida a partir de radiografias padronizadas tiradas no momento zero, aos 3 meses e aos 6 meses. A taxa de perda óssea diminuiu aos 6 meses para uma taxa semelhante à da linha de base. Aos 9 meses do período de tratamento, registou-se uma diminuição significativa da taxa de pré-tratamento, que não se manteve até aos 12 meses do período de tratamento. A taxa de perda óssea no período de tratamento em cães tratados com flurbiprofeno foi consideravelmente diferente tanto nos dentes tratados cirurgicamente como nos não tratados cirurgicamente. Nos cães tratados com flurbiprofeno, os dentes não tratados cirurgicamente demonstraram uma taxa de perda óssea em cada intervalo de 3 meses no período de tratamento, que foi significativamente diminuída em relação à taxa de base. O mesmo aconteceu com os dentes tratados cirurgicamente em cães tratados com flurbiprofeno.

Vogel RI et al (1986) avaliaram os efeitos de um inibidor não esteroide da prostaglandina sintetase aplicado topicamente, nomeadamente um derivado de oxazolopiridina substituído (SOPD), na doença periodontal induzida por ligaduras no macaco esquilo. Durante um período de 14 dias, um grupo de animais ligados O Grupo 1 era constituído por 2 animais que receberam 5 mg/kg/dia de indometacina por via subcutânea dividida em 2 doses diárias iguais durante 14 dias. Para além disso, estes animais receberam a aplicação tópica de 0,5 cm de gel placebo duas vezes por dia nos tecidos gengivais que rodeavam os dentes experimentais. O grupo 2 foi constituído por 2 animais que receberam apenas o gel placebo tópico duas vezes por dia. O grupo 3 era constituído por 4 animais, cada um dos quais recebeu a aplicação tópica duas vezes por dia de 0,5 cm3 de um gel a 2% do derivado de oxazolo-piridina substituído no veículo propilenoglicol. Concluíram que, ao longo do período de 14 dias do estudo, o SOPD inibiu significativamente a inflamação gengival e a perda de aderência em comparação com os grupos placebo ou indometacina. Tanto a indometacina como o SOPD inibiram significativamente a reabsorção óssea.

Offenbacher S et al (1987) avaliaram o efeito do fármaco anti-inflamatório não esteroide flurbiprofeno no modelo de periodontite espontânea e induzida por ligadura no macaco rhesus, Macaca mulatta. Vinte e quatro macacos adultos com periodontite incipiente foram divididos em três grupos de doentes. Dois grupos receberam flurbiprofeno nas doses de 0,27 mg/kg/d ou 7,1 mg/kg/d administrado sistemicamente através de minibomba osmótica e o terceiro grupo recebeu placebo. Foram efectuadas medições clínicas e verificou-se que houve uma inibição estatisticamente significativa da perda de inserção, vermelhidão gengival e hemorragia à sondagem na periodontite induzida por ligadura e espontânea nos animais tratados com flurbiprofeno aos 6 meses. Concluíram que a capacidade do flurbiprofeno para inibir a perda de inserção periodontal, mesmo na presença de acumulação grosseira de placa, tem implicações significativas para a utilização potencial do flurbiprofeno como modalidade terapêutica periodontal adjuvante.

Shimizu N et al (1988) descreveram que no ligamento periodontal (PDL), que recebe principalmente a força oclusal, há um aumento da síntese de Prostaglandina E (PGE2) em resposta ao stress mecânico. Por coloração citoquímica imune, a proteína COX-2 foi significativamente aumentada pela força de tensão em torno do núcleo da célula não corada de uma forma dependente do tempo. Quando NS-398, um inibidor seletivo da COX-2, foi adicionado ao meio, a síntese de PGE2 aumentada pela força de tensão foi completamente inibida.

Estes resultados indicam que a força de tensão induz a COX-2 nas células PDL humanas e que esta indução é responsável pelo aumento da produção de PGE2 estimulada pela força de tensão. Uma vez que os inibidores selectivos da COX-2 têm menos efeitos adversos em comparação com os dos anti-inflamatórios não esteróides, podem ser benéficos para o tratamento da doença periodontal que acompanha a oclusão traumática.

Williams RC et al (1988) estudaram o efeito do medicamento anti-inflamatório não esteroide, ibuprofeno, na progressão da doença periodontal em 22 cães beagle durante um período de 13 meses. Foram utilizadas radiografias padronizadas para medir a taxa de perda óssea. Após um período de base de 6 meses de pré-tratamento. 6 cães foram tratados diariamente com 4 mg/kg de ibuprofeno, 5 cães foram tratados com 4 mg/kg de ibuprofeno numa preparação de libertação sustentada, 5 cães foram tratados com 0,4 mg/kg de ibuprofeno e 6 cães não tratados serviram de controlo. Nos cães de controlo não tratados, a taxa de perda óssea no período de tratamento não se alterou significativamente em relação à linha de base, embora a taxa tenha aumentado. Tanto nos cães tratados com ibuprofeno 4,0 mg/kg como nos cães tratados com ibuprofeno de libertação sustentada 4,0 mg/kg, a taxa de perda óssea no período de tratamento foi significativamente inferior à taxa do período pré-tratamento. Nos cães tratados com 0,4 mg/kg de ibuprofeno, a taxa de perda óssea, embora reduzida, não foi significativamente inferior à taxa do período pré-tratamento. Quando a taxa de perda óssea nos cães de controlo foi comparada com a taxa de perda óssea nos cães tratados com ibuprofeno, os três grupos de cães tratados com ibuprofeno tiveram uma perda óssea significativamente inferior à dos cães de controlo. Os dados indicam que um derivado do ácido propiónico, o fármaco anti-inflamatório não esteroide, ibuprofeno, pode inibir significativamente a perda óssea alveolar em beagles. O ibuprofeno de libertação sustentada, que produziu níveis sanguíneos consistentemente mais elevados ao longo de 24 horas, foi globalmente mais eficaz.

Williams R C et al (1989) examinaram o efeito do AINE, flurbiprofeno, no abrandamento da perda radiográfica de osso alveolar no ser humano. Foram recrutados para o estudo 56 indivíduos com evidência radiográfica de perda de osso alveolar. Após um período de pré-tratamento de base de 6 meses para medir a progressão radiográfica da perda óssea, a metade dos pacientes foi administrado flurbiprofeno, 50 mg. b.i.d., enquanto a outra metade recebeu um placebo. Todos os pacientes receberam uma raspagem subgengival e pedra-pomes por um higienista de 6 em 6 meses. A taxa de perda óssea alveolar numa

O período de tratamento de 2 anos foi comparado com o período de pré-tratamento de 6 meses de base dentro e entre grupos de pacientes. No final do período de pré-tratamento, ambos os grupos de doentes apresentavam uma taxa média semelhante de perda óssea alveolar. Nos indivíduos que receberam comprimidos de placebo, a taxa de perda óssea foi significativamente menor do que a linha de base aos 6 e 12 meses de tratamento, mas não depois disso. Os indivíduos que receberam flurbiprofeno duas vezes por dia registaram uma diminuição significativa da taxa de perda óssea em comparação com a linha de base aos 6, 12 e 18 meses de tratamento. Além disso, verificaram que, aos 12 e 18 meses de utilização de flurbiprofeno, a taxa de perda óssea nos indivíduos tratados com flurbiprofeno era significativamente menor do que nos doentes que receberam placebo. No entanto, aos 24 meses do período de tratamento, não se registou qualquer diferença na taxa de perda óssea entre os doentes tratados com placebo e com flurbiprofeno. Estes dados sugerem que o flurbiprofeno, um AINE inibidor da ciclo-oxigenase, pode inibir a perda óssea alveolar humana, medida radioactivamente.

Kornman KS et al (1990) determinaram os efeitos de dois AINEs na gengivite pré-existente, a conversão da gengivite em periodontite, a microbiota subgengival associada e a resposta gengival dos PMN no modelo de primata não humano (Nhp). Dezoito macacos cynomolgus foram divididos em três grupos e tratados numa base cega com ibuprofeno 8%, ácido meclofenâmico 5%, ou placebo aplicado topicamente 5 dias/semana durante 20 semanas. Após 4 semanas de tratamento, a periodontite foi iniciada num quadrante através da colocação de ligaduras de seda. A perda óssea radiográfica foi detectada em todos os locais experimentais nos animais com placebo, em comparação com 67% e 44% para os animais com ibuprofeno e ácido meclofenâmico, respetivamente. Verificou-se que ambos os agentes impediram a perda significativa de densidade óssea em comparação com o grupo placebo, tendo o ácido meclofenâmico permitido, de facto, um ganho líquido de densidade óssea na presença de uma ligadura. Por conseguinte, o ácido meclofenâmico e o ibuprofeno não bloquearam a gengivite clinicamente detetável, mas impediram o início aparente da perda óssea. O ácido meclofenâmico e o ibuprofeno parecem bloquear a perda óssea independentemente dos efeitos na microbiota, com as alterações microbianas relativas consistentes com o início da periodontite neste sistema modelo ainda evidentes nos animais tratados com estes agentes.

Morton R S et al (2001) compararam a expressão da COX-2 na gengiva humana inflamada e saudável e exploraram alguns dos mecanismos patogénicos que podem levar a uma expressão elevada da COX-2 in vivo. Trinta e duas biópsias gengivais foram obtidas durante procedimentos cirúrgicos orais de rotina e foram processadas histologicamente com hematoxilina e eosina para determinar o grau de inflamação. Destas biópsias, 7 com baixos e 7 com altos níveis histológicos de inflamação foram posteriormente processadas imunohistoquimicamente para avaliar os níveis de expressão da COX-2 in situ. Concluíram que a expressão da COX-2 está significativamente aumentada nos tecidos periodontais inflamados. Tanto as citocinas inflamatórias, como a IL-ie, como os constituintes bacterianos podem ser responsáveis pelo aumento da expressão da COX-2 e da síntese de PGE2 in vivo.

- INIBIÇÃO DA MATRIZ METALLOPROTEINASE (MMPs)

As metaloproteinases da matriz (MMPs), também conhecidas como matrixinas, são um grande grupo de proteases dependentes do zinco responsáveis pela clivagem e reconstrução dos componentes do tecido conjuntivo, como o colagénio, a elastina, a gelatina e a caseína. Têm a capacidade de degradar praticamente todas as matrizes e componentes da matriz extracelular e da membrana basal.

O primeiro relatório sobre uma metaloproteinase de matriz foi descoberto em 1962 por Jerome Gross e Charles Lapieres, enquanto estudavam a degradação do colagénio de hélice tripla durante a metamorfose da cauda de um girino.[37] O colagénio era clivado por uma enzima conhecida como colagenase intersticial. Esta enzima foi isolada pela primeira vez da pele humana na sua forma inativa, proMMP (também designada por MMP zimogénica), em 1968. Mais tarde, foi encontrada tanto em invertebrados como em plantas. Após a sequenciação completa do genoma humano, foi determinado que vinte e quatro genes diferentes codificavam um conjunto de todas as MMPs humanas. São utilizados 28 genes para a classificação, mas alguns ainda não foram identificados através deste sistema.[38]

Classificação das Metaloproteinases Matriais

MMP	Metalloproteinase	kDa	EC classification	Locus	Substrates
MMP-1	Collagenase (type I, interstitial)	43	EC3.4.24.7	11q22-q23	Collagens (I,II,III,VIII and X); gelatin; aggrecan; L-selectin; IL-1β proteoglycanes; entactin; ovostatin; MMP-2; MMP-9
MMP-2	Gelatinase A 72 kDa	66	EC3.4.24.24	16q13	Collagens (I,IV,V,VII,X,XI and XIV); gelatin; elastin; fibronectin;aggrecan; MBP; osteonectin; laminin-1; MMP-1; MMP-9; MMP-13
MMP-2	Gelatinase type IV	66	EC3.4.24.24	16q13	
MMP-2	collagenase	66	EC3.4.24.24	16q13	
MMP-3	Stromelysin-1	46	EC3.4.24.17	11q23	Collagens (III,IV,V, and IX); gelatin; aggrecan; perlecan; decorin; laminin; elastin; casein; osteonectin; ovostatin; antactin; plasminogen; MBP; IL-1β; MMP-2/TIMP-2; MMP-7; MMP-8; MMP-9; MMP-13
MMP-3	Proteoglykanase		EC3.4.24.17	11q23	
MMP-7	Matrilysin	20	EC3.4.24.23	11q21-q22	Collagens (IV and X); gelatin; aggrecan; decorin; fibronectin; laminin; entactin; elastin; casein; transferrin; plasminogen; MBP; β4-integrin; MMP-1; MMP-2; MMP-9; MMP-9/TIMP-1

MMP-8	Neutrophil collagenase	58	EC3.4.24.34	11q21-q22	Collagens (I,II,III, V,VII,VIII and X); gelatin; aggrecan; fibronectin
MMP-9	Gelatinase B	92	EC3.4.24.35	20q11.2-q13.1	Collagens (IV,V,VII,X and XIV); gelatin; entactin; aggrecan; elastin; fibronectin; osteonectin; plasminogen; MBP; IL-1b
MMP-10	Stromelysin-2	46	EC3.4.2.22	11q22.3-q23	Collagens (III-V); gelatin; casein; aggrecan; elastin; MMP-1; MMP-8
MMP-11	Stromelysin-3	44	no match	22q11.2	Unknown (the most likely casein)
MMP-12	Macrophage metaloelastase	45	EC3.4.24.65	11q22.2-q22.3	Collagen IV; gelatin; elastin; casein; fibronectin; vitronectin; laminin; entactin; MBP; fibrinogen; fibrin; plasminogen
MMP-13	Collagenase-3	55	no match	11q22.3	Collagens (I,II,III,IV,IX,X and XIV); gelatin; plasminogen; aggrecan; perlecan; fibronectin; osteonectin; MMP-9
MMP-14	MT1-MMP	54	no match	14q11-q12	Collagens (I-III); gelatin; casein; fibronectin; laminin; vitronectin; entactin; proteoglycans; MMP-2; MMP-13

MMP-15	MT2-MMP	61	no match	16q12.2-q21	Fibronectin; entactin; laminin; perlekan; MMP-2
MMP-16	MT3-MMP	55	no match	8q21	Collagen III; gelatin; casein; fibronectin; MMP-2
MMP-17	MT4-MMP	54	no match	12q24	Unknown
MMP-18	Collagenase-4		no match	unknown	Collagens (I,II,III,VIII a X); gelatin; aggrecan
MMP-19	RASI-1		no match	12q14	Gelatin; aggrecan; fibronectin
MMP-20	Enamelysin		no match	unknown	Amelogrenein; aggrecan
MMP-21*			no match	1p36.3	Unknown
MMP-22*			no match	1p36.3	Unknown
MMP-23*			no match	unknown	Unknown
MMP-24	MT5-MMP		no match	20q11.2	Unknown
MMP-25	Leukolysin/MT6-MMP		no match	16p/3.3	Pro-gelatinase A; fibrin; fibronectin; collagen IV; gelatin
MMP-26	Endometase, matrilysin-2		no match	unknown	Gelatin Iα; PI; fibrinogen; fibronectin; vitronectin
MMP-28	Epilysin		no match	17q11.2	Casein

1 Estrutura do MMP

As MMPs são geralmente caracterizadas por uma estrutura modular de 5 domínios:

☐ O péptido de sinal,

☐ O propeptídeo, que confere à enzima virgem uma latência catalítica,

☐ O domínio catalítico que contém o sítio ativo e a maquinaria catalítica

☐ A região de charneira rica em prolina

☐ O domínio COOH-terminal semelhante à pexina, que desempenha um papel na

determinação da especificidade do substrato

Cada uma das enzimas contém um local de ligação tridentado de Zn++ que se crê constituir o local ativo. O domínio semelhante à pexina não se encontra na MMP-7, que também é conhecida como PUMP-1 ou matrilisina. As gelatinases, MMP-2 e -9, têm um domínio de colagénio semelhante à fibronectina e a MMP-9 tem um domínio adicional de colagénio de tipo V.[39]

Estrutura da Matrix Metalloproteinase

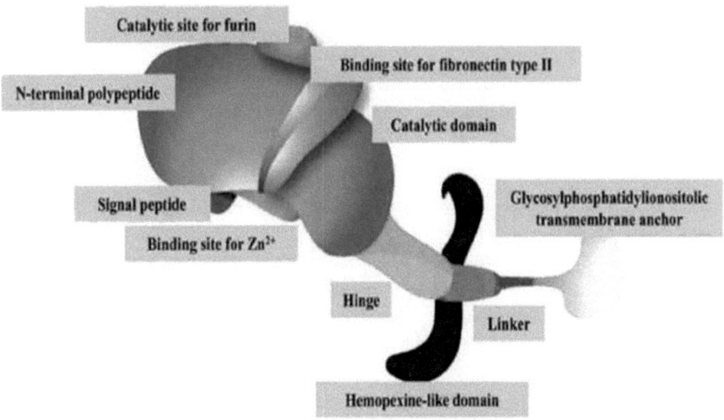

- <u>Papel da metaloproteinase da matriz in vivo</u>

As MMPs são expressas em resposta a estímulos específicos pelas células residentes do tecido conjuntivo, bem como pelos principais tipos de células inflamatórias que invadem o tecido durante os eventos de remodelação in vivo. As provas do papel de uma determinada metaloproteinase num processo patológico são fornecidas pela presença de ARNm de metaloproteinase nas células lesionais e pela atividade das MMPs nas lesões.

As MMPs também participam em processos normais de remodelação, como o desenvolvimento embrionário, a involução pós-parto do útero, a remodelação óssea, a ovulação e a cicatrização de feridas. A ablação de uma determinada MMP induzirá a expressão de outras MMPs, de modo a compensar a perda. Tendo em conta este facto, acredita-se que a multiplicidade de formas de MMP sublinha a extrema importância destas enzimas para a manutenção e reparação da matriz extracelular (ECM)

- <u>Papel das MMPs na destruição periodontal</u>

A evidência do papel das metaloproteinases da matriz na destruição periodontal é forte e tem sido apoiada ao longo de muitos anos por uma série de descobertas, incluindo a produção de níveis elevados de colagenase por tecidos gengivais doentes em cultura, a deteção de níveis elevados de colagenase ativa, em vez de latente, no fluido da bolsa periodontal e em extractos do tecido gengival inflamado adjacente, e a presença de ARN mensageiro de metaloproteinases da matriz em células da lesão periodontal, tais como fibroblastos do ligamento periodontal e gengivais, bem como queratinócitos, células endoteliais, osteoblastos e até osteoclastos.[40]

As MMPs não são expressas constitutivamente na maioria dos tecidos, mas são induzidas temporariamente em resposta a sinais exógenos, como várias citocinas, factores de crescimento, interacções da matriz celular e contactos célula-célula alterados. A expressão e a atividade das metaloproteinases da matriz nos tecidos adultos é normalmente bastante baixa, mas aumenta significativamente em várias condições patológicas que podem levar à destruição indesejada dos tecidos, tais como doenças inflamatórias, crescimento de tumores e

metástases.

A expressão das MMPs e dos inibidores tecidulares das metaloproteinases (TIMPs) pelas células é específica do tipo de célula e muitas delas são produtos de monócitos/macrófagos. A sua produção em situações inflamatórias faz, por conseguinte, parte da cadeia de acontecimentos que conduzem à degradação dos tecidos.

Uma forma pela qual os organismos patogénicos podem mediar a degradação dos tecidos nas doenças periodontais é através da capacidade dos antigénios da parede celular para estimular a produção de citocinas pelas células mononucleares circulantes.[41] Estas induziriam então a síntese de MMP pelas células gengivais residentes (ou pelas próprias células mononucleares), iniciando assim eventos degradativos. O papel das colagenases, especialmente da MMP-8 na periodontite e na peri-implantite, é o exemplo mais conhecido da destruição indesejada dos tecidos relacionada com o aumento da presença e da atividade das MMPs no local da doença.

A atividade e a libertação da MMP-8, específica dos leucócitos polimorfonucleares neutrófilos (PMN), armazenada em grânulos específicos dos neutrófilos, são reguladas por factores como as citocinas (TNF- a ou IL-1b) e vários factores de virulência bacteriana. Estes factores induzem a síntese de novo de MMP-8 por algumas outras células de linhagem não neutrofílica na cavidade oral, como os fibroblastos gengivais e do ligamento periodontal. Verificou-se que a atividade da MMP-8 de origem celular humana nos tecidos gengivais e no fluido crevicular gengival em doentes com periodontite e no fluido sulcular peri-implantar de doentes com periimplantite é mais elevada do que em indivíduos saudáveis, e que esta atividade estava correlacionada com a atividade da doença.

A MMP-8 libertada pelos neutrófilos numa pró-forma latente e inativa é activada pelas acções independentes e/ou combinadas de proteases derivadas do hospedeiro e microbianas e de ROS produzidas pelos neutrófilos activados. Durante as fases activas da periodontite, os níveis de MMP-8 no GCF estão significativamente elevados e a MMP-8 é quase completamente convertida na forma ativa.

- <u>Papel das MMP na reabsorção óssea</u>

Vários estudos têm sugerido que os osteoblastos expressam FIB-CL quando estimulados por agentes de reabsorção óssea. Estas observações levaram à hipótese de que a reabsorção óssea osteoclástica é iniciada por uma resposta dos osteoblastos a sinais de reabsorção, como a PTH, que inclui a expressão de FIB-CL e talvez de outras MMP, e resulta na dissolução da camada osteoide colagenosa não mineralizada. Posteriormente, os osteoblastos abandonam a superfície à medida que os osteoclastos recém-recrutados avançam. Os osteoclastos não parecem expressar MMP, mas utilizam um mecanismo distinto dependente de catepsina ácida para a dissolução de matrizes mineralizadas.[42] É possível, embora ainda não comprovado, que a expressão de MMP seja um evento precoce na reabsorção óssea, um achado que pode ajudar a explicar por que a reabsorção óssea é tão altamente sensível a LI-1 e TNF-a. 11

MMPs destrutivas na periodontite (Golub et al. 1995, 1998)

Enzyme	Primary cellular source	Description
MMP-8	PMN	Collagenase.

		A dominant MMP in GCF during Periodontitis
MMP-9	PMN	Gelatinase. Also dominant in GCF
MMP-13	Bone, epithelium	Collagenase. Dominant in diseased tissue.

Tetraciclinas na modulação do hospedeiro

A principal antiproteinase utilizada no tratamento periodontal é a tetraciclina

(TC). Para além da sua atividade antimicrobiana, este grupo de compostos tem a capacidade de inibir as actividades dos neutrófilos, osteoclastos e MMP (especificamente a MMP-8), funcionando assim como um agente anti-inflamatório que inibe a destruição óssea. A CT tem sido tradicionalmente defendida como adjuvante útil na terapia periodontal com base em três vantagens percebidas:

* A sua eficácia contra agentes patogénicos anaeróbios gram-negativos na placa bacteriana.

* Capacidade única de estar altamente concentrado no GCF em níveis muito superiores aos encontrados no soro.

* Capacidade de se ligar à superfície do dente e depois ser libertado lentamente como um antimicrobiano que ainda está ativo, eficácia prolongada.

Inibição da degradação do colagénio por CTs

A propriedade da família das tetraciclinas para regular negativamente a atividade das MMP foi identificada pela primeira vez no início dos anos 80, durante experiências com diabetes. Ramamurthy & Golub, em 1983, observaram uma atividade anormalmente elevada da colagenase na gengiva de ratos diabéticos e, inicialmente, colocaram a hipótese de que tal poderia resultar de uma alteração da microflora na fenda gengival. Assim, foi realizada uma experiência em que a minociclina foi administrada aos ratos diabéticos (a hipótese era que a minociclina resultaria numa diminuição dos níveis de colagenase através da inibição da microflora) e, de facto, foi observada uma queda nos níveis de colagenase gengival. Mais notavelmente, contudo, o tratamento com minociclina também suprimiu os níveis de colagenase gengival em ratos diabéticos sem germes, indicando que esta capacidade não estava relacionada com qualquer efeito do medicamento na flora microbiana. Foi ainda demonstrado que a minociclina inibia a atividade da colagenase dos PMN in vitro e retardava a perda óssea alveolar em ratos diabéticos. Esta notável descoberta de que as tetraciclinas possuem a capacidade de inibir a atividade colagenolítica, independentemente de quaisquer propriedades antimicrobianas ou antibióticas, foi confirmada em estudos posteriores. Foi demonstrado que a minociclina, a doxiciclina e a tetraciclina inibiam a atividade colagenolítica, ao passo que os antibióticos não tetraciclina não tinham qualquer efeito nos níveis de colagenase. Um mecanismo proposto foi a interação do fármaco com os iões metálicos constituintes da enzima, o Zn no local ativo e o Ca como cofator exógeno. Assim, em meados da década de 1980, reconheceu-se que a inibição da colagenólise tecidular pelas tetraciclinas representava uma nova modalidade terapêutica no tratamento da doença periodontal, e iniciou-se uma intensa investigação para identificar os regimes de dosagem mais eficazes.

Golub et al. analisaram algumas das características da atividade antiproteolítica dos CTs, incluindo

1. A sua especificidade contra colagenases de diferentes fontes celulares (por exemplo, a colagenase de células inflamatórias é bastante sensível à CT, enquanto a de fibroblastos é relativamente resistente).

2. O local da molécula de TC responsável pela atividade anticolagenase.

TC mais potente contra

4- Os PMN produziram colagenases.

4- Colagenase/gelatinase de tipo IV.

4- Estromelisina.

4- Elastase (produzida pelos macrófagos)

MMPs resistentes ao TC

4- Colagenase produzida por fibroblastos em doentes com PLJ.

A doxiciclina como inibidor das MMPs

A doxiciclina possui a capacidade (uma capacidade partilhada por todos os membros da família das tetraciclinas) de reduzir a atividade das MMP. Esta propriedade foi identificada pela primeira vez no início dos anos 80, durante experiências com diabetes. Num estudo de caso de um doente diabético com periodontite agressiva, o tratamento com doxiciclina produziu uma redução a longo prazo da atividade colagenolítica no FGC do doente. Estas cápsulas especialmente formuladas contêm uma concentração mais baixa de doxiciclina do que a forma de dosagem comercial normal, com níveis sanguíneos que atingem cerca de 0,2 a 0,3 gg/mL.

Dose subantimicrobiana de doxiciclina (SDD)

Uma nova abordagem à terapia periodontal não antibacteriana é a administração de cápsulas de baixa dosagem especialmente preparadas contendo apenas 20 mg de doxiciclina. A doxiciclina é o inibidor da colagenase mais potente dos TCs disponíveis no mercado. A atividade da colagenase foi inibida em 70% na presença de doxiciclina, 45% com minociclina e 23% com tetraciclina. Kornman & Karl demonstraram que a administração a longo prazo de doxiciclina pode estar associada ao desenvolvimento de resistência aos antibióticos. Quando doses antibióticas de CT (250mg diariamente durante 2-7 anos) tinham sido previamente administradas a pacientes com periodontite refractária, até 77% da microflora subgengival cultivável dos pacientes exibiu resistência à tetraciclina. Tendo em conta esta preocupação, foi introduzida uma preparação SDD baixa, contendo 20 mg de doxiciclina, em oposição à dose de 50 ou 100 mg que está disponível para fins antibióticos.

Até à data, existe uma terapia sistémica aprovada que é prescrita como modificador da resposta do hospedeiro no tratamento da doença periodontal, que é a SDD adjuvante. (Periostat[@] , CollaGenex Pharmaceuticals Inc., Newtown, PA, EUA), que regula negativamente a atividade das MMPs.

Mecanismo de ação dos SDD

A doxiciclina regula negativamente a atividade colagenolítica através de vários mecanismos sinérgicos.

1. A doxiciclina inibe diretamente as MMP activas através de um mecanismo que depende das suas propriedades de ligação ao cálcio e ao zinco.

2. Além disso, Wasil et al. demonstraram que as tetraciclinas são conhecidas por se alimentarem de, e inibirem, a produção de metabolitos de oxigénio reativo derivados de PMN, incluindo o ácido hipocloroso (HOCl). Esta capacidade pode contribuir ainda mais para as propriedades não antimicrobianas e anti-inflamatórias da doxiciclina, ao inibir a ativação das pró-MMPs latentes pelo HOCl. Assim, a capacidade da tetraciclina para inibir diretamente a atividade das MMPs e também para eliminar e inibir os metabolitos reactivos do oxigénio, como o HOCl, representa uma via importante para a modulação dos eventos destrutivos do tecido conjuntivo que ocorrem na periodontite

3. As tetraciclinas inibem as MMP derivadas dos osteoblastos e dos osteoclastos, inibindo assim a reabsorção óssea.

4. A doxiciclina pode inibir a produção de MMPs derivadas de células epiteliais

através da inibição da expressão intracelular ou da síntese destas enzimas.

5. A doxiciclina também contribui para a diminuição da degradação do tecido conjuntivo, regulando a expressão de mediadores pró-inflamatórios e citocinas (incluindo IL-1 e TNF-a) e aumentando a produção de colagénio, a atividade dos osteoblastos e a formação de ossos .[44]

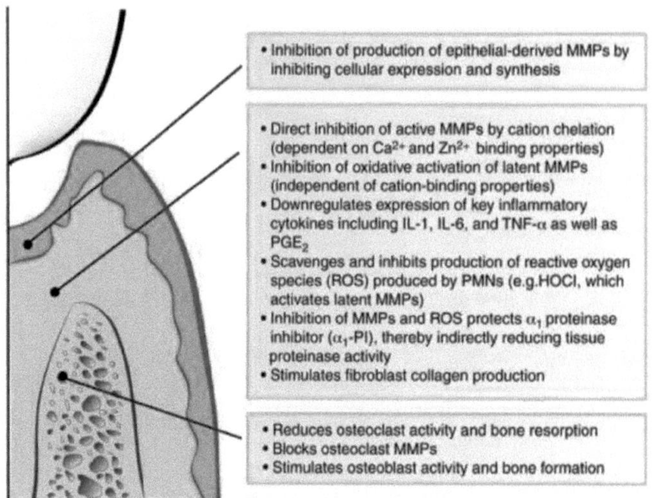

SDD como tratamento adjuvante da periodontite

Uma das experiências preliminares a realizar com esta nova fórmula demonstrou claramente que a SDD (20 mg duas vezes por dia) administrada durante apenas 2 semanas inibia a atividade da colagenase em 60-80% nos tecidos gengivais de pacientes com periodontite crónica. A atividade da colagenase também foi significativamente reduzida no GCF recolhido destes pacientes. Estudos subsequentes de duração relativamente curta (1-3 meses) indicaram que este regime de dosagem podia prevenir a progressão da periodontite sem o aparecimento de microrganismos resistentes à doxiciclina ou outros efeitos secundários típicos dos antibióticos. Assim, nasceu o conceito de que a SDD (20 mg duas vezes por dia) poderia ser utilizada como adjuvante no tratamento da periodontite crónica.

Num estudo realizado por Crout et al, 14 pacientes com periodontite crónica, após a remoção da placa subgengival e do cálculo, foram aleatorizados para receberem SDD durante 2 meses, depois nenhum medicamento durante 2 meses, depois SDD durante 2 meses (n = 7) ou placebo durante 2 meses, depois nenhum medicamento durante 2 meses, depois placebo durante 2 meses (n = 7). O SDD resultou numa melhoria significativa das profundidades de sondagem e dos níveis de fixação em comparação com o placebo, mas não afectou o índice de placa ou a inflamação gengival (medida pelo índice gengival). Este mesmo estudo também demonstrou que a atividade da colagenase do GCF foi significativamente reduzida pela terapia com SDD, assim como a degradação do GCF a1 -PI (um substrato para a colagenase), indicando que o SDD pode inibir a destruição do tecido conjuntivo na doença periodontal. [45]

Num estudo fundamental realizado por Golub et al, a SDD foi administrada a 12 pacientes com periodontite crónica durante 2 meses após um curso de instrumentação subgengival. A seis pacientes foi receitado um placebo. No início do estudo, nos meses 1 e 2, foram recolhidas amostras de FGC e analisadas para MMP8, MMP-13 e ICTP (peptídeo terminal carboxi, um fragmento de colagénio tipo 1 que contém piridinolina). O regime de 2 meses de SDD resultou em reduções estatisticamente significativas nas concentrações de ICTP, MMP-8 e MMP-13 no GCF em comparação com o placebo.[46]

Este foi o primeiro estudo que demonstrou, em seres humanos, que a SDD resulta numa redução simultânea da atividade elevada das MMP com uma redução concomitante dos níveis de fragmentos de degradação do colagénio. O SRP sozinho não tem efeito nos níveis de ICTP do GCF. O significado clínico também pode ser determinado pelo número de locais que se resolveram após o tratamento.

Num estudo realizado por Caton et al, o SDD adjuvante resultou num número significativamente maior de locais que foram resolvidos: das bolsas que tinham 4-6 mm de profundidade no início do estudo, 46% tinham ~ 3 mm no mês 9 no grupo SDD em comparação com 34% no grupo placebo (p<0,001), representando uma maior previsibilidade dos resultados do tratamento. O estudo Caton também identificou que o SDD adjuvante impediu o agravamento das zonas afectadas durante o curso da investigação.

Até agora, está disponível em alguns países uma terapia de modulação do hospedeiro (HMT) aprovada, prescrita como SDD sistémica (Periostat® , Colla-Genex Pharmaceuticals Inc., Newtown, PA, EUA) em conjunto com a terapia periodontal mecânica.

Num doente especial Populações

Estudos clínicos mais recentes de fase IV (ou seja, após o licenciamento) revelaram sucesso na utilização de SDD em populações específicas de indivíduos susceptíveis. Muito interesse tem-se centrado na suscetibilidade genética à doença periodontal e, em particular, no facto de uma variação específica nos genes que regulam a citocina interleucina-1 (IL-1) conferir uma maior suscetibilidade à doença. Este polimorfismo é conhecido como *genótipo associado à periodontite* (PAG), cuja presença pode ser caracterizada através de um teste de rastreio disponível no mercado, o teste de suscetibilidade genética PST. A investigação de pacientes que possuem este polimorfismo genético tem sido motivada pelo pressuposto de que existem diferenças fenotípicas locais na periodontite crónica associadas a este genótipo (por exemplo, que os pacientes PAG-positivos produzem mais citocinas IL-1 para um determinado desafio bacteriano, resultando em maior dano tecidular e doença periodontal mais extensa). No entanto, existem poucos estudos sobre o impacto do polimorfismo do gene da citocina nos níveis teciduais da citocina IL-1 na doença periodontal para corroborar esta afirmação, embora os níveis de IL-ie em bolsas periodontais pouco profundas tenham sido relatados como sendo mais elevados em pacientes com o genótipo do que naqueles sem o genótipo.[47] Os estudos que investigaram associações entre o PAG e o estado da doença periodontal geraram até agora dados contraditórios (tal como revisto por Taylor et al.).[48] Atualmente, é razoável assumir que existem associações genéticas entre polimorfismos no cluster do gene da IL-1 e a doença periodontal, mas que ainda não são evidentes resultados inequívocos devido à heterogeneidade da doença e/ou ao desenho variável dos estudos relatados. Cullinan et al. concluíram que o genótipo da IL-1 é um fator de risco contributivo, mas não essencial, para a progressão da doença periodontal.[49]

Ryan et al. efectuaram uma investigação preliminar de 5 meses com o objetivo de avaliar o impacto do tratamento nos níveis de IL-1 e MMP em doentes com PST positivo que apresentavam níveis elevados destes marcadores bioquímicos no FGC. Estes doentes foram inicialmente tratados com SRP, não se tendo registado qualquer alteração nos níveis destes marcadores bioquímicos ao fim de 1 mês. Al- Shammari et al. relataram resultados semelhantes, sem alterações nos níveis de IL-ie e ICTP no FGC antes e depois da SRP em doentes que não tinham sido submetidos a genotipagem. Quando os doentes com genótipo positivo receberam SDD e estes marcadores bioquímicos foram monitorizados aos 2 e 4 meses, observou-se uma diminuição significativa (50%-61%) nos níveis de IL-ie e MMP-9 após o tratamento com SDD. De forma correspondente, foram também observados ganhos na fixação clínica e redução das profundidades de sondagem. O estudo concluiu que uma dose subantimicrobiana de doxiciclina pode fornecer aos pacientes positivos para PST uma estratégia terapêutica que aborda especificamente a sua resposta exagerada do hospedeiro.[50]

Fumadores doentes de alto risco

Os efeitos nocivos do consumo de cigarros e a resposta reduzida ao tratamento periodontal nos fumadores, em comparação com os não fumadores, estão bem estabelecidos.[51] Foi observada uma resposta hierárquica ao tratamento, de tal forma que os não fumadores que receberam SDD demonstraram as melhores melhorias clínicas e os fumadores que receberam placebo tiveram a pior resposta ao tratamento. As respostas dos fumadores que receberam SDD e dos não fumadores que receberam placebo foram intermédias em relação aos dois extremos e, de um modo geral, idênticas. Isto sugere que mesmo os pacientes tradicionalmente considerados resistentes ao tratamento periodontal (ou seja, os fumadores) podem beneficiar do SDD, com uma resposta ao tratamento semelhante à esperada se se tratasse um não fumador apenas com destartarização e alisamento radicular.[52]

Pacientes candidatos

Ao decidir se deve ou não utilizar a SDD como adjuvante da SRP, considere primeiro a motivação do doente para os cuidados periodontais, o historial médico e a vontade do doente de tomar um tratamento medicamentoso sistémico. A SDD é contra-indicada em qualquer paciente com histórico de alergia ou hipersensibilidade às tetraciclinas. Não deve ser administrado a mulheres grávidas ou a amamentar ou a crianças com menos de 12 anos de idade (devido ao potencial de descoloração da dentição em desenvolvimento). A doxiciclina pode reduzir a eficácia dos contraceptivos orais, pelo que devem ser discutidas formas alternativas de controlo da natalidade, se necessário. Existe um risco de aumento da sensibilidade à luz solar (manifestado por uma queimadura solar exagerada) observado com doses mais elevadas de doxiciclina, embora tal não tenha sido registado nos ensaios clínicos que utilizaram a dose subantimicrobiana. A justificação para a utilização da SDD deve ser claramente explicada ao doente. Ao discutir a etiologia da doença periodontal, as opções de tratamento disponíveis e os resultados esperados, os pacientes ficam mais interessados na sua gestão periodontal, têm maior probabilidade de cumprir o tratamento e assumem maior responsabilidade pela gestão da sua doença.

Condições periodontais que são tratáveis

A SDD está indicada no tratamento da periodontite crónica e, até à data, os estudos têm-se centrado nas formas crónicas e agressivas de periodontite.[53] A SDD não deve ser utilizada em condições como a gengivite e o abcesso periodontal ou quando está indicado um antibiótico. A SDD pode ser utilizada em doentes com periodontite agressiva que estão a ser tratados de forma não cirúrgica. Além disso, estudos emergentes têm apoiado a eficácia da SDD como adjuvante da cirurgia periodontal. A SDD também pode ser benéfica em casos refractários ao tratamento, bem como em doentes com factores de risco como o tabagismo ou a diabetes, nos quais a resposta ao tratamento pode ser limitada. **Efeitos secundários**

A doxiciclina em doses antibióticas (>100 mg) está associada a efeitos adversos, incluindo fotossensibilidade, reacções de hipersensibilidade, náuseas, vómitos e irritação esofágica. No entanto, nos ensaios clínicos de SDD (dose de 20 mg), o medicamento foi bem tolerado e o perfil de efeitos indesejáveis foi praticamente idêntico nos grupos SDD e placebo. Além disso, não houve evidência de acontecimentos adversos que pudessem ser atribuídos aos efeitos antimicrobianos do tratamento e não houve evidência de desenvolvimento de resistência da microflora aos antibióticos. Por conseguinte, o medicamento parece ser bem tolerado, com uma incidência muito baixa de efeitos adversos.[54]

Sequenciar a prescrição com o tratamento periodontal

A terapia SDD é iniciada no início da terapia periodontal inicial e continua durante 3 meses até à primeira consulta de manutenção. Nas consultas de manutenção, pode ser avaliada a necessidade de prescrição adicional de SDD. Para os pacientes que demonstram uma boa resposta ao tratamento com reduções significativas nas profundidades de sondagem, poderá não ser necessário efetuar mais SDD. Os cuidados de manutenção periodontal devem continuar, com ênfase no controlo da placa bacteriana, monitorização e profilaxia. Noutros doentes, a resposta ao tratamento após a conclusão da terapêutica inicial pode ser menos favorável. Os locais com bolsas persistentes ou em progressão podem requerer instrumentação adicional, e a prescrição de SDD pode ser alargada

por um período adicional de 3 meses.[55]

Combinação com cirurgia periodontal ou sistemas de administração local

Até à data, a maior parte da investigação clínica centrou-se na utilização da SDD como adjuvante do tratamento periodontal não cirúrgico. No entanto, os dados emergentes em que a SDD foi utilizada como adjuvante da cirurgia de retalho de acesso em 24 pacientes revelaram melhores reduções da profundidade de sondagem em locais tratados cirurgicamente superiores a 6 mm em comparação com locais tratados cirurgicamente em pacientes que receberam placebo. Além disso, o grupo SDD demonstrou maiores reduções no ICTP (peptídeo carboxi-terminal, um produto de degradação do colagénio) do que o grupo placebo, indicando que a atividade colagenolítica foi reduzida nos doentes que tomaram SDD. [56]

O tratamento SDD também pode ser combinado com a administração local de antibióticos na bolsa periodontal através de sistemas de administração sustentada. As duas abordagens de tratamento visam aspectos diferentes do processo patogénico: os sistemas de distribuição local fornecem concentrações antimicrobianas de um agente antibacteriano diretamente no local da bolsa, enquanto que o SDD é um modulador sistémico da resposta do hospedeiro. Assim, a combinação destas duas estratégias de tratamento complementares é outro exemplo de como a terapia antibacteriana (SRP + antibióticos locais) pode ser combinada com a HMT (SDD) para maximizar o benefício clínico para os pacientes. Os resultados preliminares de um ensaio clínico de 6 meses, com 180 pacientes, concebido para avaliar a segurança e a eficácia da SDD combinada com um antimicrobiano aplicado localmente (Atridox) e SRP versus SRP isolada, demonstraram que os pacientes que receberam a combinação de tratamentos registaram uma melhoria de mais de 2 mm nos ganhos médios de fixação e nas reduções da profundidade de sondagem ($p < 0,0001$) em comparação com a SRP isolada.

Conclusão do SDD em HMT

A utilização adjuvante de SDD melhora as respostas clínicas acima e além do resultado do que é possível obter com a intervenção mecânica e pode levar a uma terapia periodontal mais económica. De modo a maximizar o potencial de benefício quando se utiliza SDD como adjuvante, a terapia mecânica deve ser efectuada de acordo com os mais elevados padrões. Isto é da responsabilidade do clínico responsável pelo tratamento, que também deve explicar ao doente os fundamentos da prescrição de SDD adjuvantes. É preciso tempo para explicar o papel da SDD ao doente, mas isso é importante para garantir o seu cumprimento

<u>**Tetraciclinas quimicamente modificadas (CMT***)***</u>

Para além das funções antimicrobianas da tetraciclina, existem propriedades adicionais que podem ser vantajosas na modificação das respostas do hospedeiro aos desafios microbianos. Uma dessas propriedades é a supressão terapêutica da atividade colagenolítica. Tendo isto em mente, a atividade antimicrobiana do medicamento foi considerada indesejável, porque produziu perturbações gastrointestinais e bactérias resistentes aos antibióticos. O objetivo terapêutico é a modulação do hospedeiro e não o tratamento da infeção. Reconhecendo que as propriedades antimicrobianas e anticolagenase da CT podem residir em diferentes partes da molécula, Golub et al, em 1998, modificaram o medicamento através de técnicas bem conhecidas para eliminar o efeito antimicrobiano.

O grupo dimetilamino da posição do carbono 4 (a cadeia lateral necessária para a atividade antimicrobiana nos TCs) do anel A da estrutura de quatro anéis é removido. O CMT resultante perdeu a sua eficácia antimicrobiana, mas manteve a sua atividade anticolagenase. Os CMTs compreendem um grupo de pelo menos 10 (CMTs 1-10) análogos mais alguns CMTs modificados especiais que diferem na sua especificidade e potência de MMP Desde então, foram desenvolvidos vários CMTs. Entre elas, a CMT-1, a CMT-3 e a CMT-8 foram testadas para aplicações periodontais. A presente revisão centra-se no estado atual destes novos agentes para a modulação do hospedeiro na periodontite.[57]

Compound	Description	Properties
CMT-1	4-dedimethylamino-tetracycline	CMT discovery compound
CMT-2	tetracyclinonitrile	Not absorbed by oral route
CMT-3	6-demethyl, 6-deoxy, 4-dedimethylamino-tetracycline	Most lipophilic CMT
CMT-4	7-Chloro, 4-dedimethylamino-tetracycline	Orally bioavailable
CMT-5	tetracyclinpyrazole	No MMP inhibition but can scavenge free radicals
CMT-6	5-hydroxy, 4-dedimethylamino-tetracycline	Not absorbed by oral route
CMT-7	12α-deoxy, 4-dedimethylamino-tetracycline	Orally bioavailable
CMT-8	6α-deoxy, 5-hydroxy-4-dedimethylamino-tetracycline	CMT derived from doxycycline
CMT-9	12α,4α-anhydro, 4-dedimethylamino-tetracycline	
CMT-10	7-dimethylamino, 4-dedimethylamino-tetracycline	CMT derived from minocycline

A estrutura do CMT

Golub *et al.* descobriram que a cadeia lateral na posição do carbono 4 era responsável pela atividade antimicrobiana das tetraciclinas, que foram produzidas removendo o grupo dimetilamino da posição do carbono 4 do anel A da estrutura de quatro anéis (A, B, C, D). O composto resultante, 4-de-dimetil amino tetraciclina (CMT-1), não tinha propriedades antimicrobianas, mas a atividade anti-colagenase foi mantida tanto *in vitro* como *in vivo*. Outras modificações na estrutura central das tetraciclinas por adição ou supressão de grupos funcionais resultaram na formação de oito CMTs. Atualmente, cerca de dez CMT, incluindo a CMT-1 (4 dedimetilaminotetraciclina), CMT

2

(tetraciclinonitrilo),CMT-3(6-desoxi-6-demetil-4-de-dimetilaminotetr aciclina) e CMT-4 (7-cloro-4-de-dimetilaminotetraciclina), CMT-5 (tetraciclina pirazol), CMT-6 (4-dedimetil amino. 4-hidroxitetraciclina), CMT-7 (12_desoxi-4-dedimetil amino

tetraciclina) e CMT-8 (4-dedimetilamino doxiciclina). Os locais de ligação do Ca2+ e do Zn2+ ao oxigénio carbonílico e aos grupos hidroxilo das posições de carbono-11 e carbono-12 são responsáveis pela ação anti-colagenase dos CMT.[58]

Modulação do hospedeiro com CMTs no tratamento da periodontite crónica

As propriedades não antimicrobianas desejáveis das tetraciclinas nos TMCs, que impediriam a progressão da periodontite, são: 1) prevenção da degradação do tecido conjuntivo através da inibição das MMPs dependentes de metais; 2) supressão dos PMNs e inibição da geração de metabolitos AA através do bloqueio da fosfolipase A2 e da síntese de PGE2; 3) eliminação das ROS/RNS; e 4) aumento da fixação de fibroblastos e tecidos conjuntivos à superfície do dente e, consequentemente, regeneração do periodonto perdido. Entre todas estas acções, o efeito anti-MMP dos CMTs tem sido amplamente discutido no tratamento da periodontite

I) Inibição das MMPs

Foi demonstrado que os CMT modulam a expressão das integrinas nas células endoteliais nas fases iniciais da inflamação. Contrariam os efeitos do fator de crescimento transformador β-1 (TGF-01), que é quimiotático para mastócitos, monócitos, neutrófilos e fibroblastos. Inibem as acções do TGF-β 1, induzindo a expressão de MMPs, a secreção de citocinas pró-inflamatórias e a expressão de FCγRIII, que aumenta a fagocitose. Os CMTs também estimulam a produção de moléculas de matriz

e inibidores de proteases como o inibidor tecidular da metaloproteinase-1 (TIMP-1) dos fibroblastos. A MMP do hospedeiro é inactivada pela interação de CMTs com o seu constituinte iónico metálico, Zn^{2+} no local ativo e Ca^{2+} como cofator

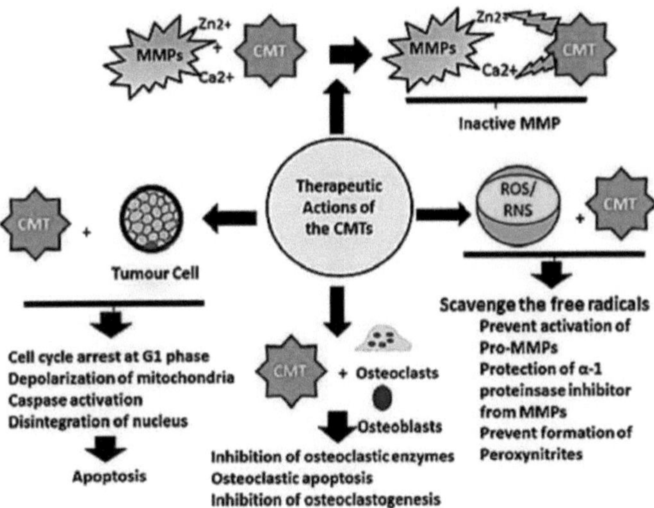

Foi sugerido que os PMNs fornecem a principal fonte de colagenases que medeiam a rutura do tecido conjuntivo durante a doença periodontal inflamatória, enquanto os fibroblastos contribuem com a colagenase necessária para a remodelação do tecido conjuntivo na gengiva normal. A atividade anti-colagenase dos CMTs é específica contra a colagenase produzida pelos neutrófilos, mas não pelos fibroblastos. Esta ação não antimicrobiana dos CMTs é importante, uma vez que ajudaria a reduzir as concentrações patológicas de colagenases sem afetar a renovação normal do colagénio necessária para manter a integridade do tecido.[59]

11) *Outras acções anti-inflamatórias dos CMTs*

a) *Inibição da óxido nítrico sintase induzível (iNOS)*

Os CMTs podem diminuir a carga de ROS inibindo os neutrófilos, eliminando diretamente os radicais livres e inibindo as reacções que levam à geração de radicais livres. Inibem a expressão da óxido nítrico sintase induzível (iNOS) e a atividade do óxido nítrico (NO). O radical peroxinitrito formado pela reação do NO é altamente citotóxico, inibe a síntese do colagénio e dos proteoglicanos e regula a expressão das MMP. A inibição da produção de iNOS provoca uma redução dos níveis de peroxinitrito, evitando assim a desnaturação das proteínas. Os CMT-3 e CMT-8 mostraram um efeito inibidor máximo na iNOS, os CMT-1 e-2 tiveram um efeito intermédio, enquanto o CMT-5 foi ineficaz.[60]

b) Inibição dos mediadores pró-inflamatórios

Os CMTs inibem a libertação de IL-ie, IL-6, IL-8, TNF-a e PGE2 das células imunitárias do hospedeiro estimuladas por LPS, suprimindo a fosforilação da via de sinalização celular do fator nuclear κ-B. O CMT-3 inibe a produção de PGE-2 mediada pela COX-2. Num modelo de sangue total humano ex *vivo* estimulado com LPS de *P. gingivalis*, a doxiciclina e o CMT-3 foram investigados quanto à sua eficácia na supressão da produção de mediadores pró-inflamatórios e MMPs. Registou-se uma redução significativa

na secreção de citocinas pró-inflamatórias, mas os níveis de MMPs

não foram afectados. Estudos demonstraram que o CMT - 3 inibiu a acumulação intracelular e a síntese de TNF-a em mastócitos activados. Também inibiu a produção de IL-8 e da proteína quinase - C. A proteína quinase - C é um importante mediador da transcrição das MMPs, pelo que a inibição deste mediador pode produzir um efeito anti-inflamatório.

c) Inibição da reabsorção óssea

Verificou-se que as tetraciclinas não antimicrobianas inibem a reabsorção óssea induzida pela hormona paratiroide, pela PGE2 e pela endotoxina bacteriana. Suprimem os níveis de peroxinitrito e a atividade da ciclo-oxigenase, o que reduz a síntese de PGE2. Experiências *in vivo* mostraram que os CMTs produziam uma redução de 90% na atividade da colagenase osteoblástica em concentrações muito inferiores às requeridas pela minociclina. Os CMT-1, CMT-3, CMT-6,-7 e -8 foram inibidores eficazes da colagenase osteoblástica em cultura. O CMT-8 foi o mais potente de entre estes. Os CMTs inibem a reabsorção óssea alterando tanto a função osteoblástica como a osteoclástica. As enzimas osteoclásticas, como a fosfatase ácida resistente ao tartarato e a catepsina -L, que degradam os componentes orgânicos do osso, são suprimidas. Também diminuem o número de osteoclastos, inibindo o seu desenvolvimento e induzindo a apoptose. Os CMT-3 e -8 demonstraram reduzir ao máximo o número de osteoclastos multinucleados. Inibem a osteoclastogénese dos monócitos do sangue periférico em resposta à colónia de macrófagos

fator estimulante e RANK a uma concentração de 250 ng/ml, enquanto
A apoptose ocorreu a uma concentração de 5-20 pg ml. Assim, os CMTs alteram o microambiente local nos tecidos periodontais para condições mais anabólicas. Promovem a deposição de matriz e colagénio e inibem a reabsorção óssea através de acções anti-MMP e pró-TIMP e da redução da atividade de citocinas inflamatórias (por exemplo, IL-1, IL-6, TNF-a) e PGE2. Estes mecanismos pleiotrópicos do CMT proporcionam um potencial terapêutico significativo para o tratamento da periodontite e de várias outras condições inflamatórias crónicas[61]

Vantagens em relação ao TC

Nos CMTs, as vantagens em relação aos TCs incluem:

◊ Ausência de toxicidade gastrointestinal,

◊ Fadiga e fotossensibilidade devido à administração sistémica prolongada,

◊ Maiores concentrações plasmáticas, e

O Meia-vida de eliminação mais longa, exigindo assim uma administração menos frequente do medicamento.

A potência dos vários TCs como inibidores de MMP parece ser CMT-8 > CMT-3 > CMT-7 > Doxiciclina > CMT-1. O CMT-1 é mais eficaz do que a doxiciclina, mas menos eficaz do que os CMTs mais desenvolvidos. O CMT-3 é o único composto eficaz contra a MMP-1.

Além disso, os CMT-3 e -8 são os mais eficazes inibidores da atividade da colagenase e o CMT-8 é o inibidor mais eficaz da atividade da MMP-13.[7] Os CMTs-1, -3, -7 e -8 também inibem a ativação oxidativa, a atividade colagenolítica e gelatinolítica das proMMP-8 e -9 in vitro.

Em estudos pré-clínicos, o CMT-3 inibiu o crescimento tumoral, reduziu as metástases pulmonares e ósseas e induziu a apoptose. O composto está disponível por via oral e é bem tolerado, com efeitos secundários como a fotossensibilidade e a fadiga.

O CMT-3 reduz as concentrações plasmáticas de MMP-2 e -9, bem como a produção de MMP-9 pelas células mononucleares do sangue periférico (Lokeshwar et al. 2002).

CAPÍTULO 5

Revisão da literatura

Kornman K. S. et al (1982) realizaram um estudo em doentes refractários à terapia convencional. Dez doentes foram avaliados após terem tomado 250 mg/dia de tetraciclina durante 2 a 7 anos. Dez outros pacientes que tinham tomado tetraciclina durante pelo menos 2 anos foram avaliados 6 meses a 2 anos após terem parado o antibiótico. A placa subgengival foi cultivada anaerobicamente em meios não selectivos (ETSA) e ETSA com 1 jarro/ml de tetraciclina HCl. A profundidade da bolsa, a placa bacteriana e a gengivite foram avaliadas. Os doentes tratados com tetraciclina não apresentavam hemorragia à sondagem, apesar das bolsas residuais variarem entre 3 e 7 mm. Os bastonetes anaeróbios Gram-negativos constituíam 49,8% da microflora destes doentes, com Fusobacterium nucleatum. Cinco de dez doentes que não tomavam tetraciclina sangravam à sondagem e tinham bolsas com a mesma profundidade que os que tomavam tetraciclina. A microflora dos locais sem tetraciclina era predominantemente constituída por bastonetes Gram-negativos. Nas amostras que tomaram tetraciclina, 76,6% dos isolados eram resistentes a 1 pg ml de tetraciclina, em comparação com 25,9% nos doentes que não tomaram tetraciclina e 7,1% de organismos resistentes em 14 amostras de controlo não tratadas de doentes com periodontite não expostos a qualquer terapêutica prolongada com tetraciclina. Tetraciclina a longo prazo e em dose baixa

Golub L. M. et al (1983) demonstraram que a diabetes aumenta a atividade da colagenase gengival, um efeito que pode ser mediado por alterações endógenas dos tecidos e exacerbado por um crescimento excessivo de organismos Gram-negativos na fenda gengival. Numa tentativa de inverter esta anomalia colagenolítica, administraram um antibiótico adequado, a minociclina, a ratos diabéticos e a seres humanos. Os ratos adultos machos convencionais ou germfree foram tornados diabéticos com estreptozotocina e a metade destes animais foi administrada minociclina (20 mg por dia) por sonda de alimentação durante 3-4 semanas antes do sacrifício. A gengiva bucal, as peles inteiras e as mandíbulas foram dissecadas e testadas quanto à atividade das enzimas colagenolíticas, ao conteúdo de colagénio e à perda de osso alveolar, respetivamente. Em ratos, o tratamento com minociclina: (1) suprimiu a atividade anormalmente elevada da enzima colagenolítica na gengiva de ratos diabéticos, mesmo em condições sem germes: (2) inibiu a atividade da colagenase dos leucócitos PMN in vitro, um efeito que foi revertido pela adição de iões de cálcio. (3) retardou a perda anormal de colagénio da pele e do osso alveolar em ratos diabéticos. Num estudo preliminar em seres humanos, a terapia com minociclina reduziu a atividade da colagenase do fluido crevicular gengival, um efeito não produzido pela penicilina.

Gotub LM et al (1990) sugeriram que fossem administradas a indivíduos humanos adultos com periodontite crónica moderada cápsulas especialmente formuladas de doxiciclina, contendo quantidades inferiores às habituais desta tetraciclina semi-sintética, numa base diária durante 2 semanas antes de um procedimento de retalho de espessura total; aos indivíduos de controlo foram administradas cápsulas de placebo. A gengiva excisada durante este procedimento cirúrgico foi extraída, os extractos foram parcialmente purificados e analisados quanto à atividade da colagenase utilizando o colagénio como substrato e as técnicas de SDS- PAGE/fluorografia ou espetrometria de cintilação líquida. Na ausência de qualquer pré-tratamento medicamentoso, ou após um regime de 2 semanas de cápsulas de placebo, os extractos gengivais exibiram uma atividade de colagenase de mamífero patologicamente excessiva. O regime de 2 semanas de cápsulas de doxiciclina de baixa dosagem reduziu esta atividade em cerca de 60-80%; a exposição in vitro do extrato gengival à doxiciclina também inibiu a sua atividade de colagenase. Os resultados sugerem que um regime de cápsulas de doxiciclina de baixa dosagem pode constituir um complemento seguro e eficaz à terapia de instrumentação no tratamento da colagenólise patológica no doente periodontal.

Crout R.J. et al (1996) descobriram que os regimes de doxiciclina de baixa dose (LDD) especialmente formulados para reduzir a atividade da colagenase nos tecidos gengivais e no fluido crevicular de indivíduos adultos com periodontite. Neste estudo, foi administrado a doentes adultos com periodontite, durante 6 meses, um regime "cíclico" de cápsulas de LDD ou de placebo; foram medidos vários parâmetros clínicos da gravidade da doença periodontal, bem como a atividade da colagenase e a degradação da proteína sérica, a,-PI, no GCF, em diferentes períodos de tempo. Não foram observadas diferenças significativas entre os grupos tratados com LDD e placebo no que respeita ao índice de placa e ao índice gengival. No entanto, os níveis de fixação, a profundidade de sondagem, a atividade da colagenase do FGC e a degradação do a,-PI foram todos benéficos e significativos. Concluíram que o LDD inibe a destruição dos tecidos na ausência de eficácia antimicrobiana ou anti-inflamatória significativa e que o LDD a longo prazo pode ser um complemento útil à terapia de instrumentação no tratamento do doente adulto com Periodontite.

Engebretson S. P et al (1999) afirmaram que o objetivo deste estudo era testar se os níveis de IL-1B e do fator de necrose tumoral alfa (TNFa) no fluido crevicular gengival (GCF) e os níveis de IL-1a, IL-1B e TNFa no tecido gengival se correlacionam com a PAG e examinar o efeito da terapia periodontal conservadora nestes níveis. A amplificação da reação em cadeia da polimerase e as enzimas de restrição foram utilizadas para identificar polimorfismos específicos a partir de amostras de sangue periférico. As amostras de FGC foram recolhidas no início e 3 semanas após o tratamento conservador e analisadas por ELISA para IL-1B e TNFa. Uma biópsia gengival interproximal foi recolhida no início e no seguimento e analisada para IL-1a, IL-1B e TNFa por ELISA. Verificaram que a genotipagem identificou 7 indivíduos como PAG (+) e 15 indivíduos como PAG (-). Os 2 grupos eram comparáveis em termos de periodontite existente e idade. Em locais pouco profundos, o total de IL-1B no FGC foi 2,5 vezes mais elevado nos pacientes PAG(+) antes do tratamento e 2,2 vezes mais elevado após o tratamento, enquanto as diferenças foram menos evidentes em locais mais profundos. Após o tratamento, observou-se uma redução da concentração de IL-1B no GCF nos doentes com PAG(-), mas não nos doentes com PAG(+). Embora não estatisticamente significativa, foi observada uma tendência nos níveis médios tecidulares de IL-1B, que eram 3,6 vezes mais elevados nos doentes com PAG(+) do que nos doentes com PAG(-).

Caton J. G. et al (2000) avaliaram a eficácia e segurança da dose subantimicrobiana de doxiciclina (SDD) em conjunto com a destartarização e alisamento radicular (SRP) em pacientes com periodontite em adultos. Os pacientes (n = 190) receberam SRP na consulta inicial e foram seleccionados aleatoriamente para receber SDD 20 mg bid ou placebo bid durante 9 meses. Os parâmetros clínicos foram medidos e verificou-se que, nos locais dos dentes com doença grave, a percentagem de locais com perda de inserção>2 mm por paciente, desde a consulta inicial até ao mês 9, foi significativamente mais baixa com SDD adjuvante do que com placebo adjuvante. Assim, concluíram que a utilização adjuvante de SDD com SRP é mais eficaz do que a SRP isolada.

Thomas J et al (2000) identificaram que a dose subantimicrobiana adjuvante de doxiciclina (SDD) com raspagem e alisamento radicular conduz a uma melhoria dos parâmetros clínicos da periodontite em adultos, mas levantou questões sobre potenciais alterações na suscetibilidade antibiótica da microflora do hospedeiro. Nos estudos 1 e 2, os pacientes adultos com periodontite foram seleccionados aleatoriamente para receber SDD 10 mg qd, 20 mg qd, 20 mg bid ou placebo. No estudo 3, os doentes foram seleccionados aleatoriamente para receber SDD 20 mg bid ou placebo. Não foi administrada qualquer medicação no estudo 4, um seguimento do estudo 3. Foram recolhidas amostras de placa subgengival na linha de base (todos os estudos) e aos 12, 15 a 18 e 24 meses (estudo 1); 12, 18 e 27 meses (estudo 2); 3, 6 e 9 meses (estudo 3); e 3 meses após o estudo 3 (estudo 4). Assim, descobriram que os níveis de CIM do organismo permaneceram constantes entre todos os grupos de tratamento aos 18 e 24 meses em comparação com a linha de base (estudo 1). As alterações observadas na suscetibilidade aos 12 e 18 meses para os grupos de 20 mg foram atribuídas ao número limitado de isolados testados (estudo 1). Não se registaram diferenças estatisticamente significativas na proporção de isolados resistentes à doxiciclina entre os grupos de tratamento (estudos 3 e 4), nem evidência de resistência a múltiplos antibióticos (estudos 3 e 4) ou resistência cruzada (estudos 2 e 3) em qualquer momento.

Al-Shammari K. F. et al (2001) examinaram o efeito da terapia periodontal não cirúrgica nos níveis de ICTP e IL-1 no GCF. Vinte e cinco indivíduos com periodontite crónica foram monitorizados em 8 locais por indivíduo na linha de base antes da destartarização e alisamento radicular e 1, 3 e 6 meses após a terapia. Quatro locais superficiais e 4 locais profundos foram monitorizados tanto para os níveis de marcadores como para os parâmetros clínicos. O FGC foi recolhido durante 30 segundos em tiras de papel, e os níveis de ICTP e IL-1 foram determinados utilizando técnicas de radioimunoensaio e de ensaio imunoenzimático, respetivamente. Foram efectuadas medições clínicas. Os autores constataram que as zonas profundas apresentavam níveis significativamente mais elevados de ICTP e IL-1 em comparação com as zonas superficiais, em intervalos de tempo constantes. No entanto, a terapia mecânica não cirúrgica não reduziu significativamente os níveis de ICTP e IL-1 durante o período de 6 meses. Uma análise mais aprofundada dos indivíduos com base no estado de fumador revelou que os níveis de ICTP foram significativamente reduzidos aos 3 e 6 meses e os níveis de IL-1 reduzidos aos 3 meses apenas entre os não fumadores.

Cullinan MP et al (2001) investigaram a relação entre o genótipo da IL-1 e a periodontite num estudo longitudinal prospetivo. 295 indivíduos consentiram na determinação do genótipo para os polimorfismos do alelo 2 da IL-1. As profundidades de sondagem e os níveis de fixação relativos foram registados na linha de base, 6, 12, 24, 36, 48 e 60 meses, utilizando a sonda Florida. Verificaram que 38,9% dos indivíduos eram positivos para o genótipo IL-1 composto. Os resultados deste estudo mostraram uma interação do genótipo IL-1 positivo com a idade, o tabagismo e o P. gingivalis, o que sugere que o genótipo IL-1 é um fator de risco contributivo, mas não essencial, para a progressão da doença periodontal nesta população.

John Novak. M et al (2002) concluíram que a suplementação do desbridamento subgengival e supragengival de boca inteira efectuado por um higienista com um agente modulador do hospedeiro, SDD, proporciona benefícios clínicos e estatisticamente significativos na redução de bolsas profundas em pacientes com periodontite generalizada grave. Trinta indivíduos com menos de 45 anos de idade com periodontite grave e generalizada receberam desbridamento subgengival e instruções de higiene oral todas as semanas durante 4 semanas, mais 6 meses de doxiciclina subantimicrobiana adjuvante (SDD) ou placebo. O estado periodontal foi monitorizado na linha de base e 1, 3, 5,25 e 8,25 meses após a conclusão das sessões de higiene. A terapia de manutenção foi efectuada aos 3, 5,25 e 8,25 meses para ambos os grupos. Uma resposta clínica significativa foi observada em ambos os grupos logo no primeiro mês, mas a resposta foi sempre clínica e estatisticamente maior no grupo SDD. Assim, eles. Além disso, o SDD adjuvante é mais eficaz do que um placebo na prevenção de novos aumentos na profundidade de sondagem.

D. Grenier et al (2002) estudaram os efeitos de Doxy e CMT-1, -3 e - 5 nas actividades proteolíticas, serpinolíticas e de ativação da progelatinase B de potentes periodontopatógenos. O efeito de Doxy e CMTs (0,5 a 50 uM) nas actividades proteolíticas foi investigado através da incubação de bactérias com substratos cromogénicos ou albumina de soro humano. Foi utilizada uma fração colagenolítica de *Porphyromonas gingivalis* para avaliar o efeito destas substâncias nas actividades colagenolítica (colagénio tipo I) e serpinolítica (inibidor da al-proteinase). Por último, o efeito da Doxy na ativação da progelatinase-B (pro-MMP-9) por proteinases purificadas de *P. gingivalis* e *Treponema denticola* foi investigado por SDS-PAGE/Western immunoblotting, tendo-se verificado que a Doxy e os CMTs, exceto o CMT-5 que não possui os elementos estruturais necessários para a quelação de catiões, inibiram as actividades de Arg- e Lys-gingipain, bem como a atividade colagenolítica de *P. gingivalis*. Doxy e CMT-1 também inibiram a inativação do inibidor de a1-proteinase (atividade serpinolítica) por uma fração colagenolítica de P. gingivalis. Por último, a Doxy impediu a conversão latente em ativa da progelatinase-B neutrofílica humana (pro-MMP-9) pela Arg-gingipains A/B de *P. gingivalis*, mas não pela proteinase tipo quimotripsina de *T. denticola*.

Gapski .R et al (2004) afirmaram que a utilização adjunta de inibidores da metaloproteinase da matriz (MMP) com a raspagem e o alisamento radicular (SRP) promove uma nova ligação em pacientes com doença periodontal. Este estudo piloto foi concebido para examinar aspectos da resposta biológica provocada pelo inibidor de MMP doxiciclina em baixa dose (LDD) combinado com a cirurgia de retalho de acesso (AFS) na modulação da reparação de feridas periodontais em pacientes com periodontite crónica grave. Para isso, vinte e quatro indivíduos foram incluídos num ensaio de 12 meses, aleatório, controlado por placebo e duplamente mascarado para avaliar as medidas clínicas, bioquímicas e microbianas da doença em resposta a 6 meses de terapia de cápsulas de placebo + AFS ou LDD (20 mg b.i.d.) + AFS. Os parâmetros clínicos foram medidos, tendo-se verificado que os doentes tratados com LDD + AFS apresentavam reduções mais potentes da DP em locais tratados cirurgicamente com >6 mm. Além disso, LDD + AFS resultou em maiores reduções dos níveis de ICTP em comparação com placebo + AFS.

Preshaw P. M. et al (2004) avaliaram o papel da SDD como adjuvante da raspagem e alisamento radicular (SRP) no tratamento da PC. Duzentos e dez indivíduos foram tratados com um episódio padronizado de SRP e randomizados para receber SDD ou placebo como adjuvante durante 9 meses. Os parâmetros clínicos foram avaliados. Verificou-se que em locais periodontais com PD 4 a 6 mm e >7 mm, as melhorias médias em CAL e PD foram maiores

após SRP com SDD adjuvante do que SRP com placebo, alcançando
significância estatística em todas as categorias de doença de base no mês 9.

O. Zitka et al (2010) afirmaram que as metaloproteinases de matriz (MMPs), também conhecidas como matrixinas, pertencem a um grupo de proteínas dependentes de zinco, que se pensa desempenharem um papel central na decomposição da matriz extracelular. O colagénio, a elastina, a gelatina e a caseína são os principais componentes clivados pelas MMPs. A degradação destes componentes é essencial para muitos processos fisiológicos, como o desenvolvimento embrionário, a morfogénese, a reprodução e a reabsorção e remodelação dos tecidos. As MMPs também participam em processos patológicos como a artrite, o cancro e as doenças cardiovasculares e neurológicas. Esta revisão resume os conhecimentos actuais sobre estas proteínas, a sua participação em funções fisiológicas e fisiopatológicas, o seu envolvimento na ativação e inibição e as suas interacções com outras proteínas de ligação a metais, incluindo as metalotioneínas.

Desarda H & Gaikwad S (2013) afirmaram que as metaloproteinases de matriz (MMPs) são um grupo de enzimas responsáveis pela degradação da matriz extracelular durante a renovação normal dos tecidos e também durante os processos inflamatórios. A expressão e a atividade das MMPs nos tecidos adultos é normalmente bastante baixa, mas aumenta significativamente em várias condições patológicas que podem levar à destruição indesejada dos tecidos, tais como doenças inflamatórias, crescimento de tumores e metástases. O papel da MMP-8 na periodontite é um exemplo bem conhecido da destruição indesejada dos tecidos relacionada com o aumento da atividade das MMPs. A degradação da matriz extracelular pode envolver quatro vias distintas. As evidências sugerem que os componentes da matriz podem ser dissolvidos por reacções de clivagem dependentes da metaloproteinase da matriz extracelular ou da plasmina e que fragmentos maiores da matriz podem ser eliminados por uma via fagocítica através da clivagem por proteinases lisossomais. As matrizes mineralizadas parecem ser degradadas por um processo complexo mediado por osteoclastos que depende da degradação por proteinases lisossómicas num compartimento pericelular estreito. As metaloproteinases da matriz podem clivar e degradar especificamente os colagénios e a matriz do tecido conjuntivo a pH e temperatura fisiológicos. O objetivo deste artigo de revisão é compreender os mecanismos completos que regulam a expressão das MMPs e a atividade enzimática é de grande importância.

Chang K.M. et al (1994) afirmaram que o presente estudo foi realizado para determinar se as tetraciclinas podem inibir a perda óssea alveolar in vivo devido a uma ação não antimicrobiana destes medicamentos. A periodontite experimental foi induzida através da inoculação de ratos Sprague- Dawley adultos machos com P. gingivalis após pré-tratamento com canamicina/ampicilina. A doxiciclina, a tetraciclina quimicamente modificada não antimicrobiana e o veículo foram administrados diariamente a 3 grupos de ratos infectados (n = 6 ratos por grupo: cada grupo foi alojado num isolador insuflável esterilizado), com início 10 dias após a inoculação de P. gingivalis. O grupo de controlo (n = 6; ratos não infectados) recebeu apenas o veículo. Após 5 semanas de administração diária de fármacos por intubação gástrica, a experiência foi terminada e foram recolhidas amostras de sangue de cada animal para determinar os níveis de anticorpos contra P. gingivalis. Foram recolhidas amostras de placa de cada grupo de animais antes e depois da inoculação de P. gingivalis e no final da experiência para exame microbiológico. As mandíbulas foram removidas de cada rato, desfolhadas e depois analisadas morfometricamente e radiograficamente para avaliar a perda óssea. Verificou-se que foi observada uma perda óssea significativamente maior no grupo infetado com P. gingivalis não tratado, em comparação com os controlos, com base em medidas morfométricas e radiográficas.

Nip LH et al (1993) investigaram os efeitos das tetraciclinas nas células epiteliais periodontais, cultivando células de restos suínos de Malassez na presença de oxitetraciclina, doxiciclina ou um de dois análogos da tetraciclina sem atividade antimicrobiana. A atividade da metatloproteinase da matriz produzida pelas células epiteliais foi avaliada pela quantificação da degradação radioactiva da gelatina e pela enzimografia da gelatina. Os resultados mostram que todas as tetraciclinas testadas exerceram um efeito inibitório direto dependente da dose sobre as gelatinases das células epiteliais. Além disso, as células epiteliais cultivadas com doxiciclina, oxitetraciclina e de-dimetilaminotetraciclina em concentrações que variam de 1 a 50 //g/ml mostraram uma redução acentuada na atividade da gelatinase segregada quando cultivadas em meio mínimo essencial alfa na ausência de soro fetal de vitelo.

Modulação da remodelação óssea: abordagens terapêuticas para tratar defeitos ósseos patológicos

- **Terapia convencional**

Em doenças como a artrite reumatoide, que, tal como a periodontite, envolve a destruição de tecidos moles e duros, tem-se incluído a utilização de agentes como os anti-inflamatórios não esteróides, os glucocorticóides e os medicamentos anti-reumáticos modificadores da doença. Infelizmente, embora estas terapêuticas possam reduzir a inflamação, nenhum destes medicamentos parece ter qualquer efeito direto no controlo ou na inversão da reabsorção óssea. Este facto, juntamente com um número bem documentado de efeitos secundários indesejados (e por vezes potencialmente fatais), faz com que estes medicamentos tenham uma utilização limitada no tratamento da perda óssea patológica na periodontite.

- **Fator de necrose tumoral alfa**

O fator de necrose tumoral alfa é produzido por macrófagos activados, bem como por muitas outras células do tecido conjuntivo, como os sinoviócitos e os fibroblastos periodontais. Tem sido referido que o fator de necrose tumoral alfa actua diretamente nos osteoclastos ou indiretamente para induzir a formação de osteoclastos através da estimulação da produção de RANKL pelos osteoblastos.[62] Uma vez que o fator de necrose tumoral alfa pode influenciar a formação de osteoclastos na presença ou ausência de RANKL, é um potencial alvo terapêutico para controlar a perda óssea patológica. Atualmente, existem pelo menos cinco antagonistas do fator de necrose tumoral alfa comercialmente disponíveis e aprovados para utilização no tratamento da artrite reumatoide.[63]

Tumor necrosis factor-alpha antagonists	
Adalimumab	Product name: Humira
	Manufacturer: Abbott Laboratories
	Description: human monoclonal antibody
Cetrolizumab pegol	Product name: Cimzea
	Manufacturer: UCB (*Union chimique belge*)
	Description: humanized tumor necrosis factor-alpha antibody
Entanercept	Product name: Enbrel
	Manufacturer: Amgen and Wyeth
	Description: Tumor necrosis factor receptor (p75): Fc1IgG construct
Golimumab	Product Name: Simponi
	Manufacturer: Centocor
	Fully human monoclonal tumor necrosis factor-alpha antibody
Inflixdmab	Product name: Remicade
	Manufacturer: Centocor Schering-Plough elsewhere
	Description: chimeric monoclonal antibody

O fator de necrose tumoral alfa tem sido reconhecido, desde há algum tempo, como uma citocina importante na inflamação periodontal e na destruição dos tecidos.[64] A sobreexpressão do fator de necrose tumoral alfa tem sido associada à osteoclastogénese em doentes com periodontite e os antagonistas do fator de necrose tumoral têm demonstrado inibir a resposta inflamatória e a perda óssea na periodontite experimental. No entanto, mais recentemente, os resultados de estudos que investigaram os efeitos dos inibidores do fator de necrose tumoral alfa nos parâmetros periodontais produziram resultados contraditórios. Embora os agentes anti-fator de necrose tumoral-alfa atualmente disponíveis tenham mostrado alguma promessa, são necessários mais estudos para determinar a sua verdadeira eficácia em relação aos seus custos e efeitos secundários como adjuvante do tratamento periodontal.[65]

- **Medicamentos anti-citocinas**

Para além do fator de necrose tumoral alfa, um grande número de outras citocinas inflamatórias está envolvido em doenças inflamatórias associadas à perda óssea, pelo que se tornaram alvos lógicos para o desenvolvimento de agentes terapêuticos.[66]

Uma das primeiras citocinas a ser visada foi a interleucina-1, devido ao seu papel regulador fundamental na reabsorção óssea em doenças como a artrite reumatoide e a periodontite. Estes agentes anti-citocinas oferecem novas oportunidades para modular as respostas do hospedeiro em doenças inflamatórias. Em particular, a maioria parece influenciar os efeitos secundários das citocinas na expressão de RANKL, pelo que podem não influenciar diretamente a reabsorção óssea mediada por osteoclastos.[67] Esforços futuros nesta área, para assegurar um controlo mais eficaz da reabsorção óssea patológica, devem tentar visar as citocinas que influenciam diretamente a formação e a função dos osteoclastos.[68] Poucos estudos investigaram o efeito dos antagonistas das interleucinas na periodontite

Anti-cytokine agents	
Anakinra	Product name: Kineret
	Manufacturer: Amgen
	Description: a recombinant, nonglycosylated form of the human interleu-kin-1 receptor antagonist (IL-1Ra)
Canakinumab	Product name: Ilaris
	Manufacturer: Novartis
	Description: recombinant, human anti-human-interleukin-1 monoclonal antibody that belongs to the IgG1 / κ isotype subclass.
Tocilizumab	Product name: RoActemra
	Manufacturer: Roche
	Description: interleukin 6 (IL-6) receptor-inhibiting monoclonal antibody
AMG714	Product name: AMG714
	Manufacturer: Novartis
	Description: human monoclonal antibody against interleukin-15
Ustekinumab	Product name: Stelara
	Manufacturer: Centacor
	Description: human monoclonal antibody. It is directed against interleukin-12 and interleukin-23

Um estudo que investigou a inflamação e a perda de tecido num modelo de periodontite em primatas não humanos, utilizando o recetor solúvel de interleucina-1 humana tipo 1 como inibidor da interleucina-1, relatou que a inibição da interleucina-1 tem um efeito significativo na redução da inflamação, na perda de ligação do tecido conjuntivo e na reabsorção óssea.[69]

- **Terapias anti-reabsortivas**

- **Terapia de substituição hormonal**

É discutível que a terapia de substituição hormonal seja um tratamento benéfico para outras condições de reabsorção óssea. De facto, a utilização da terapia de substituição hormonal para o tratamento da artrite reumatoide produziu resultados contraditórios. A terapia de substituição hormonal em mulheres pós-menopáusicas pode produzir alguma melhoria ligeira na sua condição periodontal, mas geralmente essas melhorias parecem ser pequenas e de valor discutível.[70] Por conseguinte, dado o número potencialmente elevado de efeitos secundários significativos associados à terapêutica de substituição hormonal, é difícil considerar que esta seja uma estratégia de tratamento recomendada para a periodontite.

- Bisfosfonatos

Os bisfosfonatos são conhecidos pelos químicos desde meados do século XIX, quando a primeira síntese ocorreu em 1865 na Alemanha. O etidronato, o primeiro bisfosfonato a ser utilizado para tratar uma doença humana, foi sintetizado há exatamente 100 anos. São o segundo grupo de medicamentos que estão a ser investigados pela sua capacidade de modular a perda óssea e prevenir a reabsorção óssea. Os bisfosfonatos são análogos não biodegradáveis do pirofosfato que têm uma elevada afinidade pelos cristais de fosfato de cálcio e que inibem a atividade dos osteoclastos. O seu mecanismo de ação preciso não é claro, mas a investigação demonstrou que os bisfosfonatos interferem com o metabolismo dos osteoblastos e com a secreção de enzimas lisossomais

Estruturas dos bisfosfonatos e relações gerais estrutura-atividade

1. Produtos à base de bisfosfonatos:

$$O = \overset{\overset{\displaystyle O^-}{|}}{\underset{\underset{\displaystyle O^-}{|}}{P}} - \overset{\overset{\displaystyle R_1}{|}}{\underset{\underset{\displaystyle R_2}{|}}{C}} - \overset{\overset{\displaystyle O^-}{|}}{\underset{\underset{\displaystyle O^-}{|}}{P}} = O$$

	Bisphosphonate	R_1	R_2
First Generation	Etidronate:	OH	CH_3
	Clodronate:	Cl	Cl
Second Generation	Pamidronate:	OH	$CH_2CH_2NH_2$
	Alendronate:	OH	$CH_2CH_2CH_2NH_2$
	Tiludronate:	H	$-S-C_6H_4-Cl$
Third Generation	Risedronate:	OH	$CH_2-C_5H_4N$

Classificação

I.   Com base nos seus efeitos sobre os macrófagos, os bifosfonatos podem ser subdivididos em duas categorias distintas:

- Aminobisfosfonatos - que sensibilizam os macrófagos a um estímulo inflamatório, induzindo uma resposta de fase aguda e

- Nonaminobisfosfonatos - que podem ser metabolizados pelos macrófagos e que podem inibir a resposta inflamatória dos macrófagos.

II.   com base na substituição da cadeia lateral: [71]

GENERATION	SIDE CHAIN	EXAMPLE
First-generation	Alkyl side chains	Etidronate

Second-generation	Amino-terminal group	Alendronate and Pamidronate
Third-generation	Cyclic side chains	Risedronate

III. Bisfosfonatos com azoto e bisfosfonatos sem azoto

72 bisfosfonatos[72]

Nitrogen containing Bisphosphanates	Non- nitrogen containing Bisphosphanates
Alendronate (Fosamax) Risedronate (Actonel) Pamidronate (Aredia, Pamisol) Zolendrate (Zometa)	Etidronate Clodronate Tiludronate

Efeitos in vivo dos bisfosfonatos:

Os bifosfonatos têm dois efeitos biológicos fundamentais:

- Inibição da calcificação, quando administrada em doses elevadas, e

- Inibição da reabsorção óssea.

Inibição da calcificação

A primeira razão para a procura de análogos de pirofosfatos foi encontrar compostos que inibissem a formação de sais de fosfato de cálcio sem serem destruídos por enzimas, tornando-os assim úteis no tratamento de doenças com mineralização ectópica. Uma aplicação possível era administrar os compostos por via sistémica em doenças como a aterosclerose; outra aplicação era como adição a pastas de dentes para combater o cálculo dentário.

Inibição da reabsorção óssea

Os bisfosfonatos podem ser inibidores muito potentes da reabsorção óssea, variando a sua potência consoante a sua estrutura. Este facto foi demonstrado in vitro em culturas de células e órgãos, bem como *in vivo*, tanto em animais como em seres humanos. O efeito está presente em animais normais, bem como em condições experimentais em que a reabsorção é aumentada. Da mesma forma, a reabsorção óssea é reduzida em indivíduos normais, bem como em pacientes afectados por uma série de condições acompanhadas de aumento da reabsorção óssea, como a doença de Paget, osteólise tumoral, hiperparatiroidismo e osteoporose.

- **Mecanismos de ação**:

Calcificação

O mecanismo de inibição da mineralização normal e ectópica deve-se muito provavelmente, em parte, se não totalmente, a um mecanismo físico-químico. Existe uma estreita relação entre a capacidade de um bisfosfonato individual para inibir o fosfato de cálcio *in vitro* e a sua eficácia na calcificação *in vivo*, pelo que é provável que o mecanismo seja físico-químico. É interessante verificar que, ao contrário do que acontece na reabsorção óssea, o bifosfonato tem de estar continuamente presente para exercer este efeito tanto *in vitro* como *in vivo*.

Os efeitos físico-químicos da maioria dos bifosfonatos são

muito semelhantes aos do pirofosfato. Assim, inibem a formação e a agregação de cristais de fosfato de cálcio a partir de soluções claras, mesmo em concentrações muito baixas, bloqueiam a transformação do fosfato de cálcio amorfo em hidroxiapatite e atrasam a agregação de cristais de apatite.

Os bisfosfonatos retardam igualmente a dissolução dos cristais de fosfato de cálcio. Este efeito foi uma das razões para investigar a ação destes compostos na reabsorção óssea *in vivo*.

Reabsorção óssea

A inibição da reabsorção óssea pode, de facto, ser explicada em grande parte, se não inteiramente, por mecanismos celulares. Estes últimos podem ser considerados a três níveis: tecidular, celular e molecular. O efeito pode ser direto sobre os osteoclastos e pode ser mediado, pelo menos parcialmente, por outras células, como as células da linhagem osteoblástica e os macrófagos.[73]

Tissue Level	Cellular Level	Molecular Level
↓ bone turnover due to ↓ bone resorption ↓ number of new bone multicellular units Net positive whole body bone balance	↓ osteoclast recruitment ↓ osteoclast recruitment ↑ osteoclast apoptosis ↓ osteoclast adhesion ↓ depth of resorption site ↓ release of cytokines by macrophages ↑ osteoblast differentiation and number	Inhibit mevalonate pathway (can result in perturbed cell activity and induction of apoptosis) ↓ post-translational prenylation of GTP-binding proteins

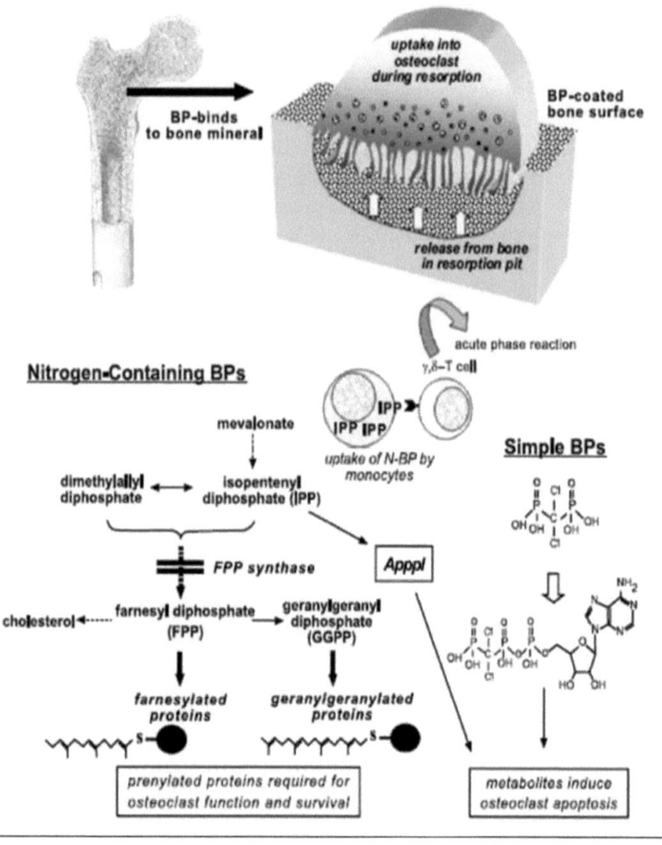

- **Efeito indireto dos bisfosfonatos sobre os osteoclastos mediado pelos osteoblastos.**

Outros dados mostram que pode ocorrer a anulação da produção de interleucina (IL-6) por bisfosfonatos em células osteoblásticas humanas, o que também pode afetar a atividade osteoclástica.

- **Bisfosfonatos: utilização nos ossos**

- Os bisfosfonatos foram estabelecidos como agentes terapêuticos eficazes para a prevenção e tratamento da osteoporose.

- De facto, o etidronato e o alendronato foram aprovados em muitos países e demonstraram aumentar a massa óssea e reduzir as taxas de fratura na coluna vertebral, anca e outros locais ósseos em mulheres pós-menopáusicas.

- Os bisfosfonatos são também utilizados em contextos clínicos para o tratamento da doença de Paget e da hipercalcemia induzida por tumores.

- Do mesmo modo, são utilizados como inibidores da atividade dos osteoclastos para aliviar a dor óssea resultante da libertação de mediadores bioquímicos na doença óssea metastática.

- Além disso, para além de reduzirem a dor óssea, podem diminuir a hipercalcemia maligna, normalizando as concentrações de cálcio nas 48 horas seguintes à administração e o risco subsequente de fracturas patológicas ou relacionadas com o tumor nesses doentes. [74]

- Os doentes tratados apresentam uma redução dos produtos de degradação do colagénio na urina algumas semanas após o início da terapêutica com bifosfonatos.

Bisfosfonatos: utilização no tratamento da periodontite

As potenciais utilizações dos bifosfonatos no tratamento da perda óssea associada à doença periodontal foram estudadas em modelos animais de periodontite experimental em macacos por Brunsvold et al 1992, onde foi demonstrado que o bifosfonato alendronato, quando administrado intravenosamente duas vezes por semana a uma concentração de 0,05 mg/kg, podia retardar a perda óssea à volta dos dentes afectados em comparação com os controlos. Curiosamente, embora a perda óssea tenha sido reduzida com o alendronato, a bolsa periodontal não o foi. Isto sugere que, embora a perda óssea possa ser retardada, numa perspetiva clínica, os efeitos do tratamento com bifosfonatos podem ser difíceis de detetar ou apreciar.[75]

Num estudo em dupla ocultação, a inibição da perda óssea alveolar pelo alendronato foi estudada no modelo de periodontite natural em cães beagle (tal como estes desenvolvem naturalmente a periodontite) e foi observada uma diferença estatisticamente significativa na massa óssea entre os grupos do alendronato e do placebo. O bifosfonato não teve qualquer efeito nos parâmetros clínicos da inflamação gengival ou da placa bacteriana. Foi também observada uma tendência para a diminuição da perda de inserção e da mobilidade a favor do grupo do alendronato.[76]

Um outro estudo realizado por Sato et al. em 1991 mostrou que, enquanto uma dose de 0,05 mg/kg de alendronato podia inibir a perda óssea, a dose mais elevada (0,25 mg/kg) não o fazia, o que coincide com a constatação de que o alendronato é libertado num ambiente ácido (bolsas periodontais inflamadas) a partir da hidroxiapatite e tem efeitos citotóxicos locais para outras células estromais. De facto, outra possibilidade, especialmente no caso dos bifosfonatos com azoto, como o alendronato (libertado da hidroxiapatite em bolsas periodontais inflamadas), sugere que esta classe de bifosfonatos pode regular melhor os processos inflamatórios in vivo através da estimulação de IL-1 e IL-6.

Isto pode sugerir que, na bolsa periodontal, doses mais elevadas de alendronato podem aumentar a resposta inflamatória do hospedeiro. Os estudos centrados em aplicações locais poderão ser mais bem sucedidos no controlo da concentração real do fármaco e, consequentemente, na regulação ou inibição da reabsorção óssea alveolar.

Estudos sugeriram que tipos semelhantes de bifosfonatos podem, de facto, inibir a produção de colagénio no osso. A aparente discordância entre os resultados previstos e os dados dos estudos pode também resultar do duplo papel atribuído aos bisfosfonatos acima descrito. De facto, a atividade dos bifosfonatos, que pode estimular a inflamação aguda mediada por fagócitos e, ao mesmo tempo, ter a capacidade de inibir a resposta inflamatória conduzida por fagócitos, pode levar a efeitos diferentes a curto e a longo prazo.

Um ensaio clínico muito recente avaliou o efeito da terapia com bifosfonatos como adjuvante do tratamento periodontal não cirúrgico em 152 pacientes com periodontite crónica moderada a grave. A terapia com bifosfonatos melhorou significativamente as medidas clínicas da terapia periodontal durante o período de 6 a 12 meses, mas não houve diferença na alteração da massa óssea periodontal entre os grupos do bifosfonato e do placebo.

Conclusão: Estes dados sugerem que o tratamento com bifosfonatos melhora o resultado clínico da terapia periodontal não cirúrgica e pode ser um tratamento adjuvante adequado para preservar a massa óssea periodontal.

No entanto, não se registaram efeitos sobre os parâmetros clínicos da inflamação periodontal, o que exige análises mais aprofundadas.[77]

- **PAPEL NA TERAPIA PERIODONTAL**:

No início dos anos 90, assistiu-se a um interesse crescente na aplicação de bifosfonatos como agentes moduladores do hospedeiro para o tratamento da doença periodontal. Muitos estudos em animais provaram a elevada eficácia clínica dos bisfosfonatos na inibição da progressão da periodontite induzida experimentalmente.[78] Estas melhorias nos parâmetros clínicos periodontais, especialmente ganho ósseo alveolar, foram também alcançados em muitos ensaios clínicos em humanos.

ANIMAL STUDIES:

AUTHORS	BP USED	ADMINISTRATION	EFFECT ON BONE RESORPTION	EFFECT ON PERIODONTAL HEALING
Reddy et al (1995)	Alendronate	oral route	↓alveolar bone resorption, ↑Bone mass	No clinical effect on clinical parameters
Alencar et al (2002)	Chlondronate	Subcutaneous route	↓alveolar bone resorption & osteoclast	↓PMNs
Buduneli et al (2004)	Alendronate	Intravenous route	↓alveolar bone resorption	↑Serum osteocalcin

HUMAN STUDIES:

AUTHOR	BP USED	ADMINISTRATION	EFFECT ON BONE RESORPTION	EFFECT ON PERIODONTAL HEALING
Rocha et al (2001)	Alendronate	oral route	↓alveolar bone resorption	↓Tooth mobility, ↓In clinical parameters
Lane et al (2005)	Alendronate OR Residronate	oral route	No effect on periodontal bone mass	↓Pocket probing depth,bop and clinical attachment level
Takaishi et al (2003)	Etridonate	oral route	↑alveolar bone deposition	↓Pocket probing depth and mobility

- ADMINISTRAÇÃO LOCAL DE DISTRIBUIÇÃO:

YAFFE A et al (2003) descobriram que a administração local de tetraciclina em combinação com alendronato mostrou uma redução significativa da perda óssea alveolar.

A R PRADEEP et al (2012)[79,80] em dois estudos diferentes encontraram uma redução significativa na PD e CAL e também uma maior percentagem de preenchimento ósseo após a utilização de 1% de gel de Alendronato no tratamento da periodontite crónica e agressiva.

A Yaffe et al	Alendronate	Local drug delivery with tetracycline fibres	↓alveolar bone resorption	↓Pocket probing depth and clinical attachment level
Pradeep A R et al (2012)(chronic periodontitis)	Alendronate	Local drug delivery as 1% gel	↑% of bone fill	↓Pocket probing depth, clinical attachment level
Pradeep A R et al (2012) (aggressive periodontitis)	Alendronate	Local drug delivery as 1% gel in aggressive periodontitis patients	↑% of bone fill	↓Pocket probing depth, clinical attachment level

- Declaração da AAP sobre bisfosfonatos

A Food and Drug Administration e a Novartis Pharmaceuticals

Corporation emitiram, cada uma delas, uma precaução em relação a uma doença conhecida como Osteonecrose do Maxilar (ONJ).

De acordo com estas precauções, esta condição tem sido observada em doentes com cancro que são submetidos a procedimentos dentários invasivos, como implantes dentários ou extracções de dentes, enquanto recebem tratamento com bisfosfonatos intravenosos. A ONJ pode causar danos graves, irreversíveis e frequentemente debilitantes no maxilar. Os médicos também prescrevem uma dose oral de bifosfonatos a doentes com risco de osteoporose para ajudar a atrasar o aparecimento da doença, retardando a progressão natural da destruição do tecido ósseo, ou para reduzir as suas complicações.

Os bisfosfonatos administrados por via oral não foram objeto das precauções relativas ao medicamento. No entanto, a FDA referiu que houve relatos anedóticos de ONJ em associação com bisfosfonatos orais administrados para a osteoporose. Tendo em conta as precauções, os periodontistas são aconselhados a determinar se um doente está a receber terapia com bisfosfonatos intravenosos. Em caso afirmativo, os procedimentos dentários invasivos devem ser evitados, exceto se forem absolutamente necessários. Por outro lado, se um periodontista tiver conhecimento de que um doente vai ser tratado com bifosfonatos intravenosos, qualquer procedimento dentário invasivo necessário deve, se possível, ser efectuado antes do início desse tratamento.[81]

Perturbação das interacções RANKL / RANK / osteoprotegerina

O eixo RANKL / RANK / osteoprotegerina é fundamental para a regulação do metabolismo ósseo. Numa homeostase normal, existe um equilíbrio entre a reabsorção e a formação óssea. Este equilíbrio parece ser mediado pelo eixo RANK /

RANKL / osteoprotegerina, em que a formação óssea excessiva pode estar relacionada com um excesso de osteoprotegerina ou com uma redução dos níveis de RANKL (ou seja, um aumento do rácio osteoprotegerina / RANKL).[82] Em contrapartida, uma diminuição do rácio osteoprotegerina / RANKL estará associada a uma perda óssea patológica.

Vários estudos abordaram estes rácios na periodontite e, em geral, o rácio RANKL / osteoprotegerina está aumentado devido a um aumento do nível de RANKL e a uma diminuição do nível de osteoprotegerina. Assim, a via RANKL / RANK é um alvo atrativo para o tratamento da perda óssea patológica. [83]

- Os inibidores de RANKL, como o denosumab, podem levar a um aumento da densidade mineral óssea e a uma diminuição da reabsorção óssea. Atualmente, a utilização do denosumab e de agentes semelhantes na periodontite tem-se restringido a estudos de intervenção em animais. Nestes estudos, os inibidores da osteoclastogénese mediada por RANK- conduziram a um efeito protetor na perda óssea patológica em lesões experimentais de periodontite. Apesar destes resultados, existe a preocupação de que o uso de inibidores RANK / RANKL possa inibir tanto a reabsorção óssea fisiológica como a inflamatória e possa ter um efeito sistémico indesejado no osso.[84]

Inibidores da catepsina K

A enzima catepsina K é uma cisteína proteinase da superfamília da papaína, que é expressa seletivamente nos osteoclastos e desempenha um papel fundamental na degradação da matriz óssea. É a única proteinase de mamíferos conhecida que pode solubilizar os colagénios de tipo I e II através da clivagem da região telopeptídica. A catepsina K foi identificada nos tecidos periodontais e no fluido crevicular gengival.

Foram detectadas concentrações aumentadas de catepsina K no fluido crevicular gengival de doentes com periodontite, o que se correlaciona com uma concentração aumentada de RANKL, sugerindo que ambos contribuem para a destruição óssea osteoclástica na doença periodontal. Assim, a catepsina K tem sido vista como um alvo atrativo para modular a reabsorção óssea. Até à data, não existem relatórios sobre o efeito dos inibidores da catepsina K na perda óssea periodontal.[85]

Inibição da IKK-b

O IKK-b é ativado após a ligação do RANK ao RANKL. Como tal, este processo é um alvo para a inativação da ativação do fator nuclear kappaB porque o IKK-b é essencial para a ativação do fator nuclear kappaB por citocinas pró-inflamatórias A administração oral de um potente inibidor seletivo do IKK-b demonstrou efeitos anti-inflamatórios e anti-reabsorção óssea. Até à data, não existem relatórios sobre o efeito da inibição da IKK-b na perda óssea periodontal.

Vitamina D

A vitamina D, que provém de fontes alimentares e da ação da luz solar, é essencial para a formação óssea. Uma ingestão cronicamente baixa de vitamina D pode levar a um balanço negativo de cálcio, levando a uma maior perda de cálcio do osso.[86] Existem numerosos estudos que confirmam que a carência de vitamina D está associada à perda óssea. Para além do seu papel na homeostasia óssea, a vitamina D tem propriedades anti-inflamatórias e imunomoduladoras. Com base nestas funções, a modificação dos níveis de vitamina D é uma forma atractiva de regular a perda óssea na periodontite.[87]

Estatinas

As estatinas - inibidores da 3-hidroxi-3-metil glutaril-Cop A (HMGCoA) redutase -

têm sido amplamente utilizadas para prevenir doenças cardiovasculares através do controlo do metabolismo lipídico. Para além da sua capacidade de reduzir os níveis séricos de colesterol, as estatinas possuem também propriedades anti-inflamatórias significativas. Uma das estatinas mais comuns é a sinvastatina, que tem apresentado resultados interessantes no que diz respeito ao controlo da perda óssea alveolar pela sinvastatina.[88] Embora os estudos tenham questionado qualquer efeito benéfico da sinvastatina na perda óssea periodontal, vários estudos

demonstraram características protectoras no que diz respeito à periodontite e perda óssea alveolar.[89,90] Mais recentemente, foi demonstrado que o efeito duplo das estatinas no periodonto depende do estado inflamatório dos tecidos periodontais. Em geral, estes estudos indicam que as estatinas podem ter alguns benefícios terapêuticos benéficos para o periodonto através das suas acções imunomoduladoras, anti-inflamatórias e de redução da reabsorção óssea, mas a confirmação aguarda estudos mais definitivos.[91]

Regulação da resposta imune e inflamatória

- **Supressão das citocinas pró-inflamatórias   :   IL1and TNFareceptor antagonista.**

- **Administração de Citocinas Anti-inflamatórias Recombinantes**

Martuscelli *et aldemonstraram* que as injecções subcutâneas de IL11humana recombinante

(rhIL11: citocina anti-inflamatória) foram capazes de retardar a progressão da fixação e da perda óssea alveolar radiográfica num modelo de cão beagle induzido por ligadura.

-   **Modulação do óxido nítrico:**

O óxido nítrico (NO) é um radical livre com importantes funções fisiológicas, incluindo o sistema cardiovascular, o sistema nervoso e a homeostase imunitária. O NO ativa a MMP em condrócitos em cultura. Funciona como um segundo mensageiro que medeia os efeitos da citocina pró-inflamatória ILie nos condrócitos articulares. O NO é um radical livre altamente reativo que reage com resíduos de metal e tiol, levando à peroxidação lipídica, danos nas proteínas e no ADN e estimulação da libertação de citocinas (Brennan et al. 2003). É sintetizado in vivo a partir do substrato L-arginina por três isoenzimas denominadas NOSs. Embora estejam presentes níveis baixos de NO na homeostasia dos tecidos, o NO é produzido em concentrações mais elevadas em resposta a estímulos inflamatórios, como o LPS bacteriano, através de formas induzíveis de NOS (iNOS) (Southan & Szabo 1996).[92]

Inibição com MEG (mercaptoalquilguanidinas)

Os animais tratados com injeção intra-peritoneal de MEG exibiram significativamente menos extravasamento de plasma e perda óssea nos locais ligados, em comparação com os controlos tratados com veículo. Estes resultados preliminares demonstraram que a periodontite induzida por ligadura aumentou a produção de NO e que a administração de MEG protegeu contra a perda óssea, sugerindo que o NO e o peroxinitrito desempenharam um papel importante na patogénese da periodontite experimental.

Inibição da enzima nuclear poli (ADP-ribose) polimerase (PARP)

O papel da ativação e inibição farmacológica da enzima nuclear poli (ADP-ribose) polimerase (PARP), um mediador da toxicidade do NO a jusante, foi investigado utilizando o modelo de periodontite induzida por ligadura em ratos e ratinhos (Lohinai et al. 2003). Após a colocação de uma ligadura à volta do colo do primeiro molar mandibular esquerdo, foi administrado aos ratos um potente inibidor da PARP (por exemplo, PJ34) ou um veículo por injeção intraperitoneal. Os primeiros molares mandibulares direitos não ligados serviram de controlo. A análise imunohistoquímica revelou um aumento significativo da coloração PARP no tecido conjuntivo subepitelial dos locais ligados em comparação com os locais não ligados. A periodontite induzida por ligadura resultou num extravasamento acentuado de plasma no tecido gengival e na perda de osso alveolar em comparação com os locais não ligados. A inibição farmacológica da PARP em ratos, bem como a disrupção do gene PARP-1 em ratinhos, reduziu significativamente o extravasamento e a reabsorção óssea alveolar de locais ligados em comparação com locais não ligados.

- Vacinas periodontais

A vacinação é a indução de imunidade através da injeção de uma forma morta ou atenuada de um agente patogénico. As principais características de uma vacina bem sucedida são a segurança, a eficácia, a estabilidade, um longo prazo de validade e um custo relativamente baixo.

Tipos de imunização periodontal:

Imunização ativa

Imunização passiva

Imunização genética.

O organismo mais visado pelas vacinas é o *P. gingivalis*.

Os factores de virulência de *P. gingivalis* que têm sido utilizados como subunidades para o desenvolvimento de imunização ativa são:

Proteína da membrana externa,

Gingipainas,

Fímbrias e

Proteína de choque térmico.

Alguns genes de bactérias periodontopáticas são clonados.

Por exemplo, antigénio Y 4 de A. actinomycetemcomitans, estirpes de P. gingivalis (proteínas da subunidade fimbrial) e antigénio de superfície de Treponema denticola (tdpA). Estes genes poderiam ser utilizados como uma vacina para proteção contra a periodontite.[92]

- **Antagonista das moléculas de adesão das células endoteliais**

A E-selectina e a molécula de adesão intercelular-1, expressas nas membranas das células endoteliais, são responsáveis pelo rolamento e fixação dos leucócitos durante os eventos de extravasamento. Agentes como a tepoxalina, o cromoglicato de sódio, o BMS-190394 e o Kappa opióide PD 117302 apresentam resultados promissores em modelos de inflamação.

Perturbação das vias de sinalização celular inflamatórias

Para inibir a produção de citocinas pró-inflamatórias e/ou estimular a produção de citocinas anti-inflamatórias. As vias de sinalização celular, como a proteína quinase activada por mitogénio, NFkB, Janus quinase/transdutores de sinal e activadores da transcrição e as vias da osteoprotegerina (OPG) RANK-RANKL, dependem de uma série de moléculas intermediárias de sinalização para o seu funcionamento ininterrupto. O bloqueio destas vias ou das moléculas de sinalização intermédias com a HMT pode ser mais eficaz do que o bloqueio de citocinas específicas.

Lima et al. demonstraram ainda o papel protetor da pentoxifilina, um derivado da metilxantina, na periodontite experimental como inibidor da síntese de citocinas, principalmente do TNF.

Jin et al. demonstraram que a administração sistémica da proteína de fusão OPGFc inibe a reabsorção óssea alveolar na periodontite experimental, apoiando o facto de a inibição do RANKL poder representar uma estratégia terapêutica importante para a prevenção da perda óssea alveolar progressiva. Os estudos realizados até à data indicaram que os inibidores do RANKL, tais como um anticorpo monoclonal totalmente humano que visa especificamente o RANKL, atualmente disponível como denosumab, podem levar a um aumento da densidade mineral óssea e a uma diminuição da reabsorção óssea.[93]

- **Antioxidantes**

Um antioxidante é qualquer substância que, quando presente em baixas concentrações em comparação com as de um substrato oxidável, atrasa ou impede significativamente a oxidação desse substrato. Vários compostos biologicamente importantes têm sido relatados como tendo funções antioxidantes. Estes incluem a vitamina C (ácido ascórbico), a vitamina E (a-tocoferol), a vitamina A, o b-caroteno, a metalotioneína, as poliaminas, a melatonina, o fosfato de nicotinamida adenina dinucleótido (NADPH), a adenosina, a coenzima Q-10, o urato, o ubiquinol, os polifenóis, os flavonóides, os fitoestrogénios, a cisteína, homocisteína, taurina, metionina, S-adenosil-L-metionina, resveratrol, nitróxidos, glutatião reduzido (GSH), glutatião peroxidase (GPX), superóxido dismutase (SOD), catalase (CAT), óxido nítrico sintase (NOS), heme oxigenase-1 (HO-1) e eosinófilo peroxidase (EPO).[94]

Uma classificação funcional dos sistemas antioxidantes baseada no modo como actuam (Niki 1996) parece ser a mais útil

A Functional Classification of Antioxidant Systems		
Types of defense system	Mode of action	Examples
Preventive antioxidants	Suppress the formation of FR: Nonradical decomposition of LOOH and H_2O_2	Catalase, GPX and serum-transferase
	Sequestration of metal by chelation	Transferrin, ceruloplasmin, albumin, haptoglobin
	Quenching of active O_2	SOD, carotenoids
Radical-scavenging antioxidants	Scavenge radicals to inhibit chain initiation and break chain propagation	Lipophilic: Ubiquinol, vitamin A, vitamin E, carotenoids
		Hydrophilic: Uric acid, ascorbic acid, albumin, bilirubin
Repair and de novo enzymes	Repair the damage and reconstitute membranes	DNA repair enzymes, protease, transferase, lipase

Mecanismos potenciais de destruição dos tecidos periodontais por antioxidantes [95]

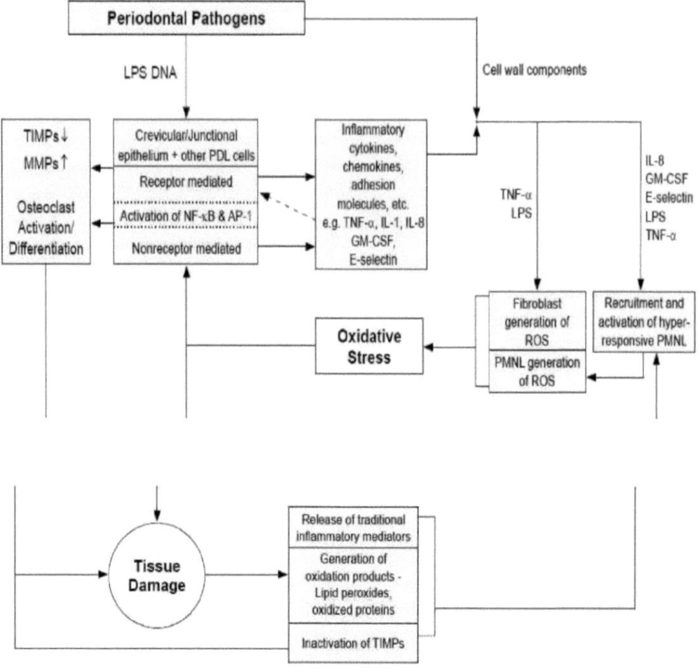

__Outras terapêuticas moduladoras do hospedeiro__

- Probióticos

Uma preparação ou um produto que contenha um microrganismo viável e definido

Em número suficiente, que alteram a microflora (por implantação ou colonização) num compartimento do hospedeiro e, como tal, exercem efeitos benéficos para a saúde desse hospedeiro.[96]

Composição dos probióticos

Os probióticos podem ser leveduras, bactérias ou bolores. Mais frequentemente são bactérias. Algumas destas espécies bacterianas são:

1. Bactérias produtoras de ácido lático (LAB): Lactobacillus, Bifidobacterium, Streptococcus.

2. Espécies não BAL: Bacillus, Propionibacterium

3. Leveduras não patogénicas: Saccharomyces

4. Coccobacilos ou bastonetes não formadores de esporos e não flagelados

Different Means of Probiotic Administration for Oral Health Purposes

Vehicle	Strain	Outcome	Reference
Lozenge	S.Salivarius	Reduce Oral VSC levels	Burton et al (2005)
Straw , tablet	L.Reuteri ATCC 55 730	S.mutans level Reduction	Caglar et al (2006)
Yoghurt	Bifidobacterium DN-173 010	Reduction of Salivary S.mutans	Caglar et al (2005b)
Cheese	L.rhamnosus GG, Prorionibacterium JS	Reduced risk of high yeast counts and hyposalivation	Hatakka et al (2007)
Rinse Solution	W.Cibaria	Reduction Of VSC	Kang et al (2007)
Capsule Liquid	L.sporogenes , L.bifidum ,L.bulgarius L/thermophilus,L.acidophilus, L.casei, L.Rhamnosus	Increased salivary counts of lactobacilli without significant decrease in S.mutans counts.	Montalto et al (2004)
Yogurt Drink	L.Rhamnosuss	Temporary oral cavity colonization.	Yli-Knuuttila et al (2006)

Prebióticos

Está provado que os prebióticos são uma ajuda para complementar os probióticos no tratamento de doenças orais. Os prebióticos são suplementos alimentares não digeríveis. A sua função é aumentar o crescimento e a atividade de organismos benéficos e, simultaneamente, suprimir o crescimento e a atividade de bactérias potencialmente deletérias. Desta forma, os prebióticos modificam o equilíbrio da microflora intestinal. A caraterística da ingestão de prebióticos é principalmente a alteração da densidade da população microbiana. Alguns dos prebióticos mais conhecidos são a lactose, a inulina, os fruto-oligossacáridos, os galacto-oligossacáridos e os xilo-oligossacáridos.[97] Os prebióticos encontram-se naturalmente em abundância em certos frutos como a banana, os espargos, o alho, o tomate e a cebola. As características dos prebióticos ideais são as seguintes _ Não podem ser

hidrolisados nem absorvidos pelas enzimas ou tecidos dos mamíferos. São

enriquecidos seletivamente com um número limitado de bactérias benéficas. A

caraterística mais importante é que os prebióticos podem alterar a microflora intestinal

e as suas actividades. Os prebióticos podem também alterar aspectos luminal ou

sistémico do sistema de defesa do hospedeiro.

Probióticos e doença periodontal

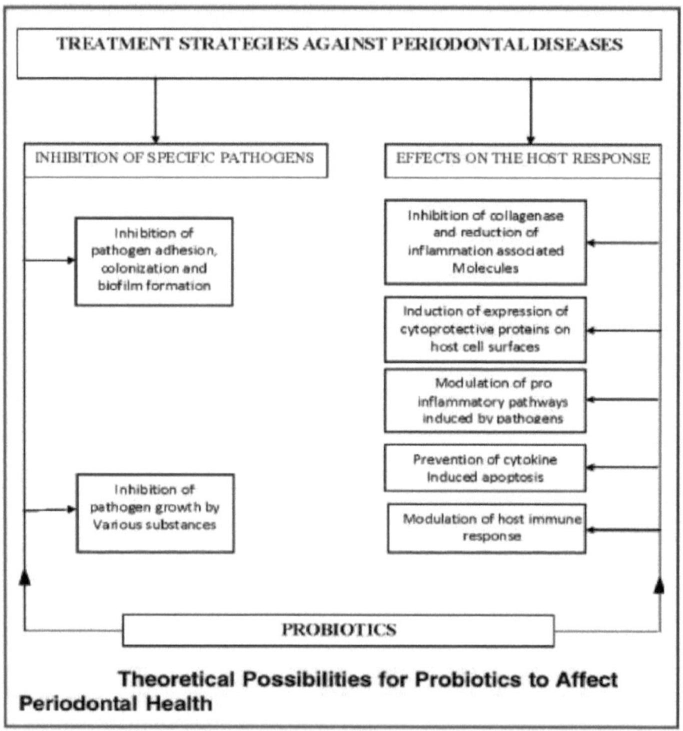

Theoretical Possibilities for Probiotics to Affect Periodontal Health

Os probióticos e a halitose

Pensa-se que a halitose (mau hálito) afecta uma grande parte da população. Tem um impacto socioeconómico significativo e pode revelar uma doença subjacente. A halitose é causada por uma série de voláteis, que têm origem na orofaringe ou no ar alveolar expirado. No mau odor oral, os gases contendo enxofre (sulfureto de hidrogénio, metil mercaptano e sulfureto de dimetilo), que são derivados da degradação bacteriana de aminoácidos contendo enxofre na orofaringe, desempenham um papel significativo. Verificou-se que um consórcio diversificado de bactérias contribui para o problema, incluindo Fusobacterium nucleatum, R gingivalis, R intermedia e Treponema denticola. Outros gases, como o indol, o skatole, a putrescina, a cadaverina e a acetona, são também relevantes e, por vezes, até a causa dominante da halitose, embora a sua importância seja muito menor.[98] Kang et al. foram os primeiros a utilizar uma abordagem passo-a-passo mais científica na sua busca de um probiótico para o tratamento ou prevenção da halitose. Em crianças, a halitose foi reduzida após gargarejar com um enxaguamento contendo Wcibaria. Por este motivo, registou-se uma redução acentuada dos níveis de H28 e CHZSH em cerca de 48,2% e 59,4%, respetivamente. O objetivo era aliviar a halitose através da colonização preventiva da cavidade oral com uma bactéria comensal competitiva após um curto período de tratamento mecânico e químico para reduzir o número de organismos causadores de odor e possivelmente fornecer locais de fixação adicionais para a estirpe colonizadora. O S. salivarius foi selecionado como probiótico oral porque é um colonizador precoce das superfícies orais e está entre os membros numericamente mais predominantes da microbiota da língua de indivíduos "saudáveis".[99] Esta espécie também tem apenas uma capacidade limitada de produzir compostos de enxofre voláteis e é improvável que contribua significativamente para o odor oral. O S. salivarius não foi implicado em cáries ou noutras doenças infecciosas dos seres humanos e está mais intimamente relacionado com o S. thermophilus, uma bactéria que é amplamente utilizada na indústria alimentar de lacticínios

Nutrientes

Os nutrientes, que incluem os principais antioxidantes extracelulares, como a vitamina C, a vitamina E, os carotenóides, a glutationa reduzida e os ácidos gordos ómega 3, também podem atuar como moduladores da inflamação, eliminando os radicais livres à medida que se formam, sequestrando iões de metais de transição e catalisando a formação de outras moléculas. Estudos demonstraram também que o sumo de arando contém moléculas (proantocianidinas de arando do tipo A: AC-PACs) que inibem as MMPs, a interleucina-6, a interleucina-8 e a produção de prostaglandina E por fibroblastos gengivais activados por lipopolissacarídeos e, por conseguinte, mostram potencial para serem utilizadas como um novo agente modulador do hospedeiro para inibir a destruição dos tecidos durante a periodontite.[43]

Terapia de modulação do hospedeiro administrada localmente

- **Proteínas da matriz do esmalte**

Pensa-se que, durante o desenvolvimento da raiz e do aparelho de fixação, existe uma fase secretora em que as bainhas epiteliais da raiz de Hertwig segregam proteínas da matriz relacionadas com o esmalte. [100] O derivado da matriz do esmalte está agora disponível comercialmente para o tratamento de defeitos periodontais como Emdogain® (Biora AB, Malmo, Suécia) que recebeu a aprovação da FDA. O derivado da matriz do esmalte está agora disponível comercialmente para o tratamento de defeitos periodontais como Emdogain, que recebeu a aprovação da

FDA.[101] O raciocínio básico subjacente à utilização do Emdogain é que actuará como um modulador da cicatrização dos tecidos que imitará os eventos que ocorrem durante o desenvolvimento da raiz e ajudará a estimular a regeneração periodontal.[102] As proteínas da matriz do esmalte (EMD) iniciam a regeneração periodontal através do recrutamento de cementoblastos para a superfície da raiz e estimulam-nos a formar o cimento radicular, o que, posteriormente, conduzirá à regeneração das fibras periodontais e do osso alveolar. As acções acima mencionadas do EMD justificam o seu papel como agente modulador do hospedeiro.

- **Proteína morfogenética óssea**

Uma BMP orienta a modulação e diferenciação de células mesenquimatosas em células ósseas e da medula óssea. A esponja de colagénio absorvível (ACS) contendo rhBMP2 foi aprovada para utilização clínica em determinados procedimentos de cirurgia oral, incluindo o aumento localizado do rebordo alveolar para defeitos associados a alvéolos de extração. Estas aplicações são a terceira indicação aprovada pela FDA para o Bone Graft. Estes ACS libertam a proteína ao longo do tempo no local onde são implantados e fornecem um suporte sobre o qual pode crescer novo osso. À medida que o local do enxerto cicatriza, o ACS é absorvido e substituído por osso.

- **Fator de crescimento derivado de plaquetas**

A FDA aprovou a matriz reforçada com fator de crescimento, GEM 21S, que é uma combinação de um fator de crescimento derivado de plaquetas (PDGF)BB bioativo altamente purificado com uma matriz óssea osteocondutora. O PDGF, como agente modulador do hospedeiro, pode aumentar a quimiotaxia de neutrófilos e monócitos, estimular a proliferação de fibroblastos e a síntese de matriz extracelular, aumentar a proliferação e a diferenciação de células endoteliais, estimular a proliferação de células progenitoras mesenquimais e a diferenciação de fibroblastos.[103]

- **Ácido hipocloroso e taurina-N-Monocloramina**

O ácido hipocloroso (HOCl) e a taurina-N-monocloramina (TauCl), que são os produtos finais da explosão respiratória dos neutrófilos, modulam a resposta inflamatória do hospedeiro através da inibição da produção de interleucina-6, prostaglandinas e outras substâncias pró-inflamatórias.[104] Assim, o HOCl e o TauCl, desempenhando um papel crucial no processo inflamatório periodontal, oferecem oportunidades para o desenvolvimento de novas terapias moduladoras do hospedeiro para o tratamento da periodontite. Recentemente, Lorenz et al. (2009) avaliaram a influência de enxaguatórios bucais com 2 e 3% de N-clorotaurina na placa dentária e demonstraram que enxaguar com 10 mL da solução teste duas vezes ao dia durante 4 dias reduziu a placa

vitalidade.[105]

- **Cimetidina**

A cimetidina é um potente antagonista dos receptores H2-(Histamina) e, por conseguinte, elimina os efeitos inibitórios da histamina na resposta imunitária, actuando assim como um modulador da inflamação e da imunidade através da inibição da quimiotaxia dos neutrófilos e da produção de superóxido, aumentando os níveis de monofosfato de adenosina cíclico (AMPc) e reduzindo a regulação das citocinas. Hasturk et al. (2006) forneceram evidências morfológicas e histológicas que provam que a cimetidina ativa topicamente é um potente inibidor da inflamação periodontal induzida por P. gingivalis e pode parar e/ou prevenir a destruição dos tecidos e influenciar as populações de células presentes no infiltrado de células inflamatórias.[106]

Novo agente modulador do hospedeiro emergente

- **Azitromicina**

A azitromicina é um antibiótico útil para o tratamento de várias infecções bacterianas. É uma azalida, um tipo de antibiótico macrólido. A sua ação consiste em diminuir a produção de proteínas, impedindo assim o crescimento bacteriano. Foi fabricado pela primeira vez em 1980. Faz parte da Lista de Medicamentos Essenciais da Organização Mundial de Saúde, os medicamentos mais importantes necessários num sistema de saúde básico. Concentra-se nos neutrófilos, nos macrófagos e, sobretudo, nos fibroblastos; todas estas células são intervenientes centrais na patogénese da maioria das doenças periodontais. A azitromicina poderia ter um papel triplo no tratamento e resolução das doenças periodontais: supressão dos periodontopatógenos, atividade anti-inflamatória e cicatrização através da persistência em níveis baixos nos macrófagos e fibroblastos nos tecidos periodontais.

a. Propriedades imunomoduladoras da azitromicina

A azitromicina apresentou uma distribuição sistémica extensa após a administração oral, conduzindo a uma boa penetração e a concentrações sustentadas nos tecidos, mesmo depois de os níveis no soro terem diminuído, o que a torna um imunomodulador favorável em relação a outros macrólidos. É rapidamente absorvido por neutrófilos, macrófagos e fibroblastos com um elevado grau de retenção. É transportada eficazmente para os tecidos inflamados pelos neutrófilos através de quimiotaxia, mantendo a sua atividade. Quando a azitromicina (500 mg uma vez por dia durante 3 dias) foi tomada por voluntários saudáveis, persistiu nos neutrófilos durante 28 dias após a última dose, presumivelmente como resultado da acumulação nas células precursoras dos neutrófilos. A azitromicina exerceu efeitos agudos na libertação de enzimas granulares dos neutrófilos, na explosão oxidativa e nos mecanismos de proteção oxidativa; verificou-se uma desgranulação prolongada dos neutrófilos circulantes, o que poderia representar um potencial efeito anti-inflamatório no tratamento de respostas inflamatórias subagudas e não infecciosas.

Foram observados efeitos imunomoduladores significativos da azitromicina em concentrações variáveis in vitro; verificou-se que a azitromicina aumentava o número de macrófagos alveolares que fagocitavam ativamente e diminuía a expressão de citocinas pró-inflamatórias [interleucina (IL)-1b, IL-6, IL-8 e fator de necrose tumoral (TNF)-a] e de factores de crescimento como o fator estimulador de colónias de granulócitos e macrófagos. Foram encontrados efeitos anti-inflamatórios semelhantes nas células epiteliais das vias respiratórias com fibrose quística; a azitromicina reduziu in vitro a expressão de IL-8 e dos factores de transcrição pró-inflamatórios fator nuclear kappaB (NF-jB) e proteína activadora 1 (AP-1) (48). A azitromicina altera o fenótipo dos macrófagos, deslocando a polarização dos macrófagos para o fenótipo alternativamente ativado, suprimindo assim a produção de citocinas pró-inflamatórias e aumentando a produção de citocinas anti-inflamatórias.

Quando a azitromicina (500 mg seguidos de 250 mg por dia durante os 2 dias seguintes) foi administrada a indivíduos periodontalmente saudáveis, observou-se uma diminuição acentuada do volume do fluido crevicular gengival no dia da última dose; o retorno aos níveis de base do fluido crevicular gengival ocorreu após 14 dias.

A concentração de azitromicina atingiu o seu pico 12 horas após a última dose, mas o fármaco ainda estava presente após 6,5 dias; os níveis de azitromicina nos tecidos periodontais patológicos eram significativamente mais elevados do que na gengiva normal até 4,5 dias após a última dose. A longevidade da azitromicina na gengiva, no osso alveolar e na saliva foi confirmada anteriormente, mas o estudo apenas se prolongou por 6,5 dias.

A azitromicina, quando administrada numa única toma de três comprimidos de 500 mg, pode muito bem desempenhar um papel triplo no tratamento da periodontite moderada a avançada. A sua eficácia contra bactérias gram-negativas, a capacidade de penetrar no biofilme, uma semi-vida antibacteriana longa e um curso curto tornam-na uma opção antibiótica atractiva como adjuvante no tratamento da periodontite inflamatória avançada. A absorção da azitromicina pelos neutrófilos e macrófagos permite-lhe atingir e concentrar-se nos locais de inflamação periodontal e exercer as suas propriedades anti-inflamatórias. Uma vez que os macrófagos hiper-responsivos são considerados determinantes da suscetibilidade à periodontite, produzindo grandes quantidades de citocinas pró-inflamatórias em resposta ao LPS e aos produtos bacterianos, um possível papel benéfico da azitromicina é o de reduzir a produção de citocinas pró-inflamatórias. A azitromicina parece exercer uma influência cicatrizante a longo prazo nos tecidos periodontais. Esta propriedade pode estar relacionada com o seu efeito na alteração do fenótipo dos macrófagos (para M2), aumentando assim a produção de citocinas anti-inflamatórias e favorecendo a cicatrização. Se um agente estivesse a ser especificamente concebido para tratar formas inflamatórias de periodontite, teria estas actividades distintas e temporalmente sobrepostas. O uso estratégico da azitromicina pode tornar-se útil na terapia periodontal primária de pacientes com uma resposta deficiente ao tratamento, no que diz respeito à sua ação antibacteriana e imunomoduladora.[107]

A azitromicina pode revelar-se um modulador do hospedeiro mais eficaz no tratamento da periodontite do que a doxiciclina em dose baixa [que exige que os doentes tomem dois comprimidos por dia durante 3 meses ou mais e é acompanhada de efeitos secundários]. Poderá ser possível desenvolver um regime de dosagem subantimicrobiana de azitromicina que evite potenciais resistências bacterianas.

- Hormona paratiroideia

A teriparatida (Forsteo® ou ForteoA®, Eli Lilly), uma hormona paratiroide humana biossintética, que consiste nos primeiros 34 aminoácidos da hormona paratiroide, é um agente anabólico. Sabe-se, desde 1932, que a hormona paratiroide tem efeitos anabólicos no osso, mas o interesse pela sua ação permaneceu adormecido durante quase 50 anos, até que o fabrico sintético da hormona paratiroide se tornou possível em 1974. Vários ensaios clínicos demonstraram que a teriparatida está associada a um aumento da Densidade Mineral Óssea (DMO). Esta revisão centrou-se no mecanismo de ação da teriparatida e no seu potencial papel na regeneração periodontal.[108]

Mecanismo de ação

O teriparatido e a PTH medeiam os seus efeitos biológicos através de receptores de superfície celular específicos, dependentes da proteína G e de alta afinidade, que são expressos nos osteoblastos e nas células tubulares renais; ambas as moléculas se ligam aos receptores com a mesma afinidade e exercem os mesmos efeitos fisiológicos no osso e no rim. Foi sugerido que a ligação do ligando induz uma cascata que ativa a proteína quinase-1, o monofosfato de adenosina cíclico, a proteína quinase C e a fosfolipase C. A ativação destas vias resulta num aumento do número de osteoblastos activos, numa diminuição da apoptose dos osteoblastos e, provavelmente, no recrutamento de células de revestimento ósseo como osteoblastos recém-formados, aumentando assim a força, a massa e o diâmetro do osso e a integridade estrutural do osso, bem como aumentando os níveis séricos e urinários de marcadores da formação e reabsorção óssea.

Outros factores podem também desempenhar um papel no efeito anabólico da teriparatida. O fator básico de crescimento de fibroblastos 2 (bFGF-2) também se encontra aumentado em indivíduos tratados com teriparatida. Uma vez que o bFGF-2 regula a proliferação e a diferenciação dos progenitores de osteoblastos, esta citocina poderá desempenhar um papel importante na resposta de formação óssea à terapêutica com teriparatida. Além disso, o gene da esclerostina osteocítica (SOST) pode ser suprimido transcritivamente pela PTH. Como resultado, reduções na esclerostina, um potente inibidor da formação óssea, poderiam ser responsáveis por parte do efeito anabólico da teriparatida.

resposta à PTH.

CAPÍTULO 6

<u>Revisão da literatura</u>

Brunsvold M A et al (1992) descreveram os efeitos clínicos e radiográficos de um bifosfonato no desenvolvimento da periodontite em macacos. Foram estudados vinte e sete macacos cynomolgus adultos. Após a quarentena, foram obtidos dados de base. As radiografias padronizadas foram analisadas quanto a alterações quantitativas na densidade óssea, utilizando um sistema densitométrico assistido por computador. Os animais foram divididos em 3 grupos para receberem 1 dos 3 agentes de tratamento; estes agentes consistiam em dois níveis do medicamento em estudo (alendronato) e um placebo salino. Os agentes foram injectados na veia safena da perna de 2 em 2 semanas durante 16 semanas. Uma semana após o início das injecções dos agentes de tratamento, os molares inferiores direitos e os pré-molares foram ligados com suturas de seda 3-0 para induzir a periodontite. Os dentes ligados foram também inoculados com Porphyromonas gingivalis para assegurar um desafio etiológico significativo. Os dentes homólogos não ligados serviram de controlo. As medições clínicas e as radiografias foram repetidas às 8 e 16 semanas após a ligadura. Verificou-se que o bifosfonato numa concentração de 0,05 mg/kg retardou significativamente a progressão da periodontite, medida pelas alterações da densidade óssea. A dose mais elevada do medicamento testado não diferiu do placebo no que respeita à perda de densidade óssea.

Weinreb M et al (1994) avaliaram a eficácia do alendronato, um bifosfonato, na redução da perda óssea alveolar causada pela periodontite experimental em macacos cinomolgos. A periodontite foi iniciada em macacos adultos ligando os dentes molares inferiores na junção cemento-esmalte (CEJ) e inoculando subsequentemente a ligadura com Porphyromonas gingivalis. Os animais receberam, por via intravenosa, solução salina (placebo) ou alendronato a 0,05 ou 0,25 mg/kg de 2 em 2 semanas durante 16 semanas. Após o sacrifício dos animais, secções coronais através de molares mandibulares foram submetidas a análise histomorfométrica. Não foram observados efeitos secundários evidentes em nenhum dos animais que participaram neste estudo. Nos animais tratados com placebo, a ligadura e a inoculação resultaram numa perda óssea significativa tanto na junção cementária como na furca. O alendronato a 0,05 mg/kg reduziu significativamente a perda óssea associada à periodontite experimental em ambos os locais.

Reddy M. S et al (1995) determinaram o efeito do alendronato na perda óssea alveolar no modelo de periodontite natural do cão beagle. Dezasseis beagles de 7 a 9 anos de idade com Periodontite moderada a grave foram estudados durante 6 meses. Os cães foram estratificados em dois grupos com base na gravidade periodontal inicial. Um grupo recebeu 3,0 mg/kg de alendronato semanalmente por via oral e o outro grupo recebeu um placebo. Foram colocadas ligaduras de seda nos dentes do estudo durante os primeiros 3 meses do estudo para exacerbar a destruição periodontal. Foram recolhidos dados clínicos.

Verificaram que foi observada uma diferença estatisticamente significativa na massa óssea entre os grupos do alendronato e do placebo. O bifosfonato não teve qualquer efeito sobre os parâmetros clínicos da inflamação gengival ou da placa bacteriana.

Shoji K et al (1995) demonstraram que a administração sistémica de um bifosfonato, o risedronato, podia prevenir a reabsorção óssea alveolar em ratos com periodontite experimental. Foi colocado um anel elástico à volta do colo do 1º molar mandibular direito para induzir uma periodontite inflamatória. Os animais receberam injecções diárias de NaCl a 0,9% (grupo de controlo), ou 0,8, 1,6 ou 3,2 //moles/kg de risedronato (grupos experimentais) dos dias 1 a 7, e foram mortos no dia 8. Os exames histológicos e a determinação da densidade mineral óssea na área interdentária entre o 1º e o 2º molares com um analisador de imagem revelaram que a presença do anel elástico induziu uma perda de ligação e reabsorção óssea no grupo de controlo. Foi observada uma reabsorção óssea vigorosa, com o aparecimento de um grande número de osteoclastos, nas áreas interdentária e de bifurcação. No entanto, nos grupos experimentais, a reabsorção do osso alveolar e a perda de conteúdo mineral ósseo nestas áreas foram prevenidas de forma dependente da dose, especialmente nas doses de 1,6 e 3,2/imoles/kg. Estes resultados sugerem que a administração de risedronato é eficaz na prevenção da reabsorção óssea na periodontite.

Heijl L. et al (1997) compararam o efeito a longo prazo do tratamento com EMDOGAIN® como adjuvante da cirurgia de retalho widman modificado (MWF). O protocolo exigia 2 locais interproximais, adequadamente separados, no mesmo maxilar, com profundidades de bolsa de sondagem > 6 mm e um defeito intraósseo associado com uma profundidade de s=4 mm e uma largura de 3=2 mm, conforme medido numa radiografia. 2,3 mm e 1,7 mm, respetivamente; e, aos 36 meses, 2,2 mm e 1,7 mm, respetivamente; e as diferenças foram estatisticamente significativas em cada momento. O nível ósseo radiográfico continuou a aumentar ao longo dos 36 meses nos locais tratados com EMDOGAIN's, enquanto se manteve próximo do nível de base no local de controlo.

Engebretson S. P et al (1999) avaliaram se os níveis de fluido crevicular gengival (GCF) de IL-1B e fator de necrose tumoral alfa (TNFa), e os níveis de tecido gengival de IL-1a, IL-1B e TNFa se correlacionam com PAG, e para examinar o efeito da terapia periodontal conservadora nestes níveis. Foram incluídos vinte e dois adultos com doença periodontal moderada a avançada. A amplificação da reação em cadeia da polimerase e as enzimas de restrição foram utilizadas para identificar polimorfismos específicos a partir de amostras de sangue periférico. As amostras de FGC foram recolhidas no início e 3 semanas após o tratamento conservador e analisadas por ELISA para IL-1B e TNFa. A genotipagem identificou 7 como PAG(+) e 15 como PAG(-). Os 2 grupos eram comparáveis em termos de periodontite existente e idade. Em locais pouco profundos, o total de IL-1B no FGC foi 2,5 vezes superior nos pacientes PAG(+) antes do tratamento e 2,2 vezes superior após o tratamento, enquanto as diferenças foram menos evidentes em locais mais profundos. Após o tratamento, observou-se uma redução da concentração de IL-1B no GCF nos doentes com PAG(-), mas não nos doentes com PAG(+). Embora não estatisticamente significativa, foi observada uma tendência nos níveis médios tecidulares de IL-1B, que eram 3,6 vezes mais elevados nos doentes com PAG(+) do que nos doentes com PAG(-).

Delima AJ et al (2000) investigaram o papel da IL-1 e do TNF na perda de ligação do tecido conjuntivo num modelo de primata Macaca fascicularis de periodontite experimental. Ligaduras de seda impregnadas com o agente patogénico periodontal, Porphyromonas gingivalis, foram enroladas à volta dos dentes posteriores e a atividade da IL-1 e do TNF foi inibida por receptores solúveis para estas citocinas pró-inflamatórias através de injeção local nas papilas interdentárias. A análise histomorfométrica indica que os antagonistas da IL-1 e do TNF reduziram significativamente a perda de ligação ao tecido conjuntivo em cerca de 51% e a perda de altura do osso alveolar em quase 91%, ambas estatisticamente significativas.

Assim, concluíram que a perda de ligação do tecido conjuntivo e a progressão da doença periodontal podem ser retardadas por antagonistas de mediadores específicos do hospedeiro, como a IL-1 e o TNF, e podem constituir uma modalidade de tratamento potencial para combater o processo da doença.

Martuscelli G et al (2000) determinaram se a interleucina-11 humana recombinante (rhIL-11), conhecida por regular negativamente vários moduladores inflamatórios, tem a capacidade de, através da administração subcutânea, reduzir a taxa e/ou a extensão da perda de aderência periodontal e a perda óssea radiográfica num modelo de cão beagle com doença periodontal induzida por ligaduras. Para isso, vinte cães beagle fêmeas de 18 meses de idade foram levados a uma saúde periodontal óptima durante um período de 2 semanas.

A doença periodontal foi induzida através da colocação de ligaduras de seda 2.0 à volta dos dentes primeiros molares e pré-molares inferiores. Os cães foram divididos em 3 grupos de tratamento e um grupo de controlo. Os 3 grupos de tratamento receberam injecções subcutâneas de 15, 30 ou 80 ug kg de rhIL-11 em tampão salino duas vezes por semana. O grupo placebo recebeu apenas tampão por via subcutânea duas vezes por semana. Na semana 8, o grupo placebo apresentava 3,89 mm de perda de inserção e 73,8% de osso radiográfico remanescente. O grupo de 15 ug/kg tinha 1,99 mm de perda de inserção e 89,5% de osso remanescente; o grupo de 30 ug/kg tinha 0,84 mm de perda de inserção e 92,5% de osso remanescente; e o grupo de 80 ug/kg tinha 1,05 mm de perda de inserção e 85,5% de osso remanescente. Todos os 3 grupos de tratamento perderam significativamente menos inserção e retiveram significativamente mais osso do que o grupo placebo grupo.

Nakaya. H et al (2000) investigaram os efeitos reguladores de um bifosfonato, o tiludronato, nos níveis e na atividade das MMP em células periodontais humanas. As MMP-1 e MMP-3 foram avaliadas em culturas de células do ligamento periodontal humano tratadas com um bifosfonato, o tiludronato. A reação em cadeia da polimerase com transcrição reversa foi utilizada para identificar os níveis de ARNm para ambas as enzimas e também para os inibidores tecidulares (TIMP-1). O imunoensaio enzimático (EIA) e a imunocitoquímica foram utilizados para avaliar as proteínas MMP nestas culturas celulares. A atividade enzimática foi avaliada utilizando substratos conjugados com FITC e quantificada utilizando espectrofotofluorometria. Verificaram que o tiludronato inibiu significativamente a atividade da MMP-1 e da MMP-3 de uma forma dependente da concentração. Foi alcançada uma redução máxima da atividade de 35% para cada uma das enzimas a uma concentração de 10-4 M. O tiludronato não teve um efeito significativo nos níveis de ARNm para MMP-1, MMP-3 ou TIMP-1. Do mesmo modo, não se registaram efeitos a nível proteico para a MMP-1 ou a MMP-3.

Rocha Miriam et al (2001) estudaram o efeito do Alendronato (ALN) na prevenção da perda óssea em pacientes com diabetes mellitus tipo 2 e doença periodontal. O estudo incluiu 40 pacientes, com mais de 5 anos desde o diagnóstico de diabetes e periodontite estabelecida. Foram distribuídos aleatoriamente para tratamento com alendronato (10 mg/dia) ou placebo durante 6 meses. Os objectivos do tratamento foram: a distância entre o bordo do osso alveolar e a junção cemento-esmalte avaliada por meio de imagens radiográficas digitais, um marcador bioquímico de reabsorção óssea e parâmetros periodontais. O controlo metabólico foi avaliado na linha de base e após 6 meses. Verificaram que os níveis de hemoglobina glicada na linha de base e aos 6 meses eram semelhantes nos dois grupos. O alendronato induziu uma diminuição significativa do NTx aos 6 meses. Os parâmetros periodontais melhoraram em ambos os grupos. No entanto, foram significativamente melhores no grupo tratado com ALN. A distância entre a borda óssea alveolar e o CEJ aumentou no grupo placebo, mas diminuiu no grupo ALN.

Nakaya .H et al (2002) realizaram um estudo para investigar os efeitos reguladores de um bifosfonato, o tiludronato, nos níveis e na atividade das MMP em células periodontais humanas. Para tal, as MMP-1 e MMP-3 foram avaliadas em culturas de células do ligamento periodontal humano tratadas com um bifosfonato, o tiludronato. O ensaio imunoenzimático (EIA) e a imunocitoquímica foram utilizados para avaliar as proteínas MMP nestas culturas celulares. Os resultados mostram que o tiludronato inibiu significativamente a atividade das MMP-1 e MMP-3 de uma forma dependente da concentração, pelo que concluíram que o tiludronato tem um efeito inibitório na atividade das MMP-1 e MMP-3. Estes efeitos parecem ocorrer sem alterar os níveis de ARNm ou de proteínas destas enzimas, apoiando um possível mecanismo de ação que envolve a capacidade dos bisfosfonatos para quelatar catiões do

MMPs.

Barros S.P et al (2003) demonstraram que a hormona paratiroideia (PTH) funciona como um importante mediador da remodelação óssea e como um regulador essencial da homeostase do cálcio. Para além dos efeitos catabólicos bem estabelecidos (ativação da reabsorção óssea) da PTH, é agora reconhecido que a administração intermitente de PTH tem efeitos anabólicos (promoção da formação óssea). O objetivo deste estudo foi investigar se a administração intermitente de PTH em roedores bloquearia a perda óssea alveolar observada em ratos quando se utiliza um modelo de periodontite por ligadura. Para isso, foram utilizados 20 ratos Wistar machos. A análise morfométrica mostrou que a administração intermitente de PTH

(40 mg/kg) foi capaz de proteger o local do dente da reabsorção óssea induzida pela periodontite. Além disso, houve uma redução significativa do número de células inflamatórias na área gengival marginal em secções obtidas de animais que receberam PTH em comparação com animais de controlo.

Brock GR et al (2004) determinaram a capacidade antioxidante local (saliva e fluido crevicular gengival (GCF) e periférica (plasma e soro) na saúde e na doença periodontal. Foram recolhidas amostras de vinte voluntários não fumadores com periodontite crónica, bem como de vinte controlos não fumadores com a mesma idade e sexo. Após jejum noturno, foram recolhidas saliva e sangue. A capacidade antioxidante total (TAOC) foi determinada utilizando um método de quimioluminescência melhorado previamente descrito. Verificaram que a concentração de antioxidante GCF era significativamente mais baixa nos indivíduos com periodontite em comparação com os controlos saudáveis. Embora os níveis médios de TAOC periférico e salivar também fossem mais baixos na periodontite, a diferença só foi significativa para o plasma. A concentração de antioxidantes no FGC dos indivíduos saudáveis foi significativamente maior do que no soro ou plasma dos indivíduos emparelhados.

Grauballe MCB et al (2005) determinaram o efeito anti-TNF da espironolactona num modelo de choque endotóxico em ratos e revelaram o efeito da administração oral de espironolactona no desenvolvimento de periodontite experimental em ratos. O estudo foi dividido em duas partes. Parte 1: administração oral de espironolactona (100 mg/kg) seguida de infusão intravenosa de lipopolissacárido (1 mg/kg) 45 minutos depois. Foram colhidas amostras de sangue antes e 90 minutos após a infusão de lipopolissacárido para determinar os níveis de TNF nos ratos tratados com espironolactona e nos ratos não tratados. Parte 2: administração oral de espironolactona [100 mg/ (kg dia)] com início 2 dias antes da indução de periodontite experimental estabelecida por ligaduras peridentais. Foram efectuados registos morfométricos e radiográficos da destruição do osso alveolar para determinar o efeito da espironolactona na progressão da periodontite experimental. Verificaram que, na parte 1, o modelo de choque endotóxico mostrou uma redução significativa dos níveis de TNF no grupo tratado com espironolactona em comparação com o grupo não tratado, sugerindo que a espironolactona actua como um inibidor do TNF. Na parte 2, os ratos tratados com espironolactona não demonstraram uma destruição óssea alveolar significativamente menor em comparação com os ratos não tratados.

Nevins M et al (2005) estimaram a eficácia do fator de crescimento derivado de plaquetas humanas recombinantes purificadas (rhPDGF-BB) misturado com uma matriz sintética de beta-tricálcio-fosfato (b-TCP) para o tratamento de defeitos ósseos periodontais avançados aos 6 meses de cicatrização. Onze centros clínicos inscreveram 180 indivíduos, cada um deles necessitando de tratamento cirúrgico de um defeito periodontal intraósseo de 4 mm ou mais e cumprindo todos os critérios de inclusão e exclusão. Os indivíduos foram distribuídos aleatoriamente por um de três grupos de tratamento: 1) b-TCP + 0,3mg/ml de rhPDGF-BB em tampão; 2) b-TCP + 1,0mg/ml de rhPDGF-BB em tampão; e 3) b-TCP + tampão (controlo ativo). Os parâmetros clínicos foram avaliados e verificou-se que o ganho de CAL era significativamente maior aos 3 meses para o grupo 1 (rhPDGF 0,3mg/ml) em comparação com o grupo 3 (b-TCP + tampão, embora aos 6 meses, este achado não fosse estatisticamente significativo.

Bateman Jeremy et al (2005) avaliaram o tratamento do beta fosfato tricálcico (b-

TCP) e do sulfato de cálcio (CaSO4) com o fator de crescimento derivado das plaquetas (PDGF)-BB para melhorar as capacidades osteogénicas destes materiais. Nos estudos com b-TCP, a adsorção e libertação do PDGF-BB foram realizadas utilizando o fator de crescimento radiomarcado com 125I e o PDGF recombinante humano não radioativo numa proporção de 1:300M. Para os estudos de adsorção, as soluções de PDGF-BB radiomarcado/ PDGF não radioativo com concentrações de PDGF resultantes de 10-7 e 10-8 M foram incubadas com b-TCP de 1 a 120 minutos, e a quantidade de PDGF-BB adsorvido foi calculada com base na concentração de 10-7 e 10-8 M.

O 125I-PDGF-BB foi medido utilizando um contador gama. Os resultados mostram que o PDGF-BB foi absorvido pelo b-TCP de uma forma dependente da concentração e do tempo.

Hasturk. H et al (2006) analisaram as alterações clínicas e histopatológicas associadas à periodontite experimental em coelhos em resposta à cimetidina aplicada topicamente. A periodontite experimental foi induzida em 21 coelhos brancos da Nova Zelândia utilizando Porphyromonas gingivalis (109 CFU) aplicada topicamente três vezes por semana durante um período de 6 semanas em dentes previamente ligados. A aplicação tópica de cimetidina num transportador de lipossomas para a prevenção da periodontite foi avaliada em quatro grupos de quatro animais cada: 1, 10 e 100 mg/ml e nenhum tratamento (controlo positivo). Além disso, houve um grupo de veículo (n-3) que recebeu apenas a preparação de lipossomas (veículo) e dois animais com aplicação de ligaduras apenas serviram como controlos negativos. A doença periodontal foi quantificada através da visualização direta e da avaliação radiográfica da perda óssea em crânios sem carne e através de análises histológicas de secções coradas com hematoxilina-eosina e fosfatase ácida resistente ao tartarato. Nos grupos sem tratamento (controlo positivo) e com lipossomas (veículo), a visualização direta e as medições radiológicas revelaram uma perda óssea estatisticamente significativa em comparação com o controlo negativo. A aplicação de cimetidina em todas as concentrações testadas inibiu a inflamação e a perda óssea em >90%. Os resultados histológicos revelaram que os locais ligados dos grupos de controlo positivo e de veículo apresentavam uma redução significativa do nível ósseo em comparação com os três grupos de cimetidina, com uma diminuição acentuada da inflamação.

Garlet GP (2006) investigou a expressão dos supressores da sinalização de citocinas (SOCS)-1, -2 e -3, e das citocinas fator de necrose tumoral-a (TNF-a) e interleucina-10, em diferentes formas de doenças periodontais humanas. A reação em cadeia da polimerase quantitativa foi realizada com mRNA de biópsias gengivais de indivíduos de controlo e de pacientes com gengivite crónica e periodontite crónica. Verificaram que os doentes com gengivite crónica e periodontite crónica apresentavam uma expressão significativamente mais elevada de ARNm de SOCS-1, -2 e -3, TNF-a e interleucina-10 quando comparados com controlos saudáveis. Concluíram, assim, que o aumento da expressão do ARNm do SOCS-1, -2 e -3 nos tecidos periodontais doentes está envolvido na regulação negativa da sinalização das citocinas inflamatórias e dos receptores do tipo Toll e, por conseguinte, na atenuação da reação inflamatória e da gravidade da doença.

Vaziri H et al (2007) avaliaram o efeito da sinvastatina na reabsorção óssea induzida por ligadura na mandíbula da rata ovariectomizada. Quarenta e nove ratos foram divididos em sete grupos; foi colocada uma ligadura em todos os grupos, exceto no grupo 7, que foi considerado o grupo simulado: grupo 1 (N = 7), ovariectomia (OVX) mais sinvastatina (10-6 M); grupo 2 (N = 7), OVX mais sinvastatina (3 - 10-7 M); grupo 3 (N = 7), OVX mais sinvastatina (10-7 M); grupo 4 (N = 7),OVXmais solução salina normal; grupo5 (N

(N = 7), grupo OVX; grupo 6 (N = 7), ligadura sem OVX; e grupo 7 (N = 7), cirurgia simulada sem OVX e ligadura. A sinvastatina foi administrada subperiostealmente na prega bucal do primeiro molar inferior direito duas vezes por semana durante o estudo. Quatro semanas após a inserção das ligaduras, os animais foram sacrificados. As mandíbulas foram removidas para análise radiológica e histológica. Os autores constataram que a análise histológica mostrou que os grupos da sinvastatina desenvolveram significativamente menos colapso periodontal. A perda óssea (BL) foi menor no grupo experimental da sinvastatina, mas não houve uma diferença estatística significativa entre os grupos da sinvastatina (grupos 1 a 3) e os grupos de controlo experimental.

Jin Q et al (2007) determinaram os efeitos da inibição de RANKL na perda óssea alveolar, um modelo experimental de periodontite induzida por ligaduras. Foi administrado a um total de 32 ratos a proteína de fusão OPG-Fc humana (10 mg/kg) ou um veículo por via subcutânea duas vezes por semana durante 6 semanas. Os controlos negativos ou positivos não receberam qualquer tratamento ou receberam a doença através da administração do veículo, respetivamente. As biópsias foram colhidas após 3 e 6 semanas, e as mandíbulas foram avaliadas por tomografia microcomputada (mCT) e histologia. Os níveis séricos de OPGFc humano e de fosfatase ácida resistente ao tartarato-5b (TRAP-5b) foram medidos ao longo do estudo através de um ensaio de imunoabsorção enzimática (ELISA). Foi observada uma preservação significativa do volume ósseo alveolar nos animais tratados com OPG-Fc em comparação com os controlos às semanas 3 e 6. Concluíram que a administração sistémica de OPG-Fc inibe a reabsorção óssea alveolar na periodontite experimental, sugerindo que a inibição do RANKL pode representar uma estratégia terapêutica importante para a prevenção da perda óssea alveolar progressiva.

Pers Jacques-Olivier et al (2008) registaram o efeito dos agentes antitumorais do fator de necrose alfa (TNF-a) no bloqueio da artrite reumatoide (AR) e a sua eficácia no tratamento da periodontite coexistente. Para isso, 40 indivíduos com AR foram divididos em dois grupos: O grupo I continha 20 indivíduos que tinham recebido infliximab de 6 em 6 semanas durante >22 meses na altura da avaliação periodontal. Os 20 indivíduos do grupo II foram avaliados antes da sua primeira infusão com infliximab. Nove indivíduos do grupo II tinham periodontite. Estes indivíduos foram reavaliados após terem recebido nove infusões de infliximab. Verificaram que o infliximab tendia a agravar a inflamação gengival, tal como indicado pelas diferenças nos índices de sangramento gengival e papilar modificados entre os indivíduos dos grupos I e II com periodontite coexistente antes e depois do tratamento. Assim, concluíram que o bloqueio do TNF-a poderia ser benéfico no tratamento da periodontite.

Morris M. S et al (2008) avaliaram o efeito da sinvastatina injectada localmente em defeitos periodontais de tamanho humano. Para isso, foram criados defeitos periodontais crónicos bilateralmente em sete cães beagle de 1 ano de idade: Defeitos intra-ósseos de 3 paredes distal do segundo pré-molar mandibular e mesial do quarto pré-molar e defeitos de furca de Classe II na furca vestibular dos primeiros molares mandibulares. Após 16 semanas de cicatrização, os locais dos defeitos foram tratados com raspagem e alisamento radicular, e os lados da mandíbula foram seleccionados aleatoriamente para receber três injecções semanais de 0,5 mg de sinvastatina em 30 ml de gel de metilcelulose e gel contralateral apenas (n = 3) ou 2,0 mg de sinvastatina/gel de metilcelulose e gel contralateral apenas (n = 4). Dois meses após a aplicação do medicamento, foram obtidas secções em bloco, incluindo dentes e tecidos circundantes, e gânglios linfáticos submandibulares para análise histomorfométrica. Foram observadas duas tendências: a espessura da crista edêntula vestibular foi 29% maior com a sinvastatina, 0,5 mg, em comparação com o gel isolado, e os grupos da sinvastatina tiveram perda de altura óssea nos defeitos intra-ósseos e de furca interproximais, mas o comprimento do novo cemento nos defeitos intra-ósseos interproximais foi maior com a sinvastatina, 0,5 mg, em comparação com o gel isolado. Não foi encontrado novo cemento nas furcações.

Shimauchi H (2008) avaliou o efeito da intervenção probiótica com lactobacilos na condição periodontal de voluntários sem periodontite grave. Um total de 66 voluntários foi finalmente inscrito e aleatoriamente designado para receber comprimidos contendo WB21 com xilitol ou apenas xilitol (placebo) três vezes por dia durante 8 semanas. Foram obtidos parâmetros clínicos periodontais e amostras de saliva total. Os parâmetros clínicos periodontais foram melhorados em ambos os grupos após uma intervenção de 8 semanas. O grupo de teste mostrou uma melhoria significativamente maior do índice de placa e da profundidade da bolsa de sondagem de BL quando comparado com os do grupo placebo. Os resultados indicam que os probióticos podem ser úteis na melhoria/manutenção da saúde oral em indivíduos com elevado risco de doença periodontal.

Lorenz. K et al (2009) avaliaram o efeito dos elixires bucais de N-clorotaurina (NCT) na inibição da placa bacteriana e na vitalidade da placa bacteriana. Oitenta voluntários participaram neste estudo clínico controlado, aleatório e cego para o investigador, em grupos paralelos. Não foi permitida qualquer higiene oral, exceto o enxaguamento com um elixir bucal de NCT a 2% ou 3%. Foram avaliados os parâmetros primários. Todos os parâmetros foram registados na linha de base e no dia 5. O teste U foi aplicado com um nível de erro de 5%. Não foram encontradas diferenças na inibição da placa bacteriana entre as duas formulações de NCT e o controlo negativo. No entanto, foi observada uma redução estatisticamente significativa da vitalidade da placa bacteriana em comparação com o controlo negativo e positivo. A descoloração da língua e o sabor desagradável foram registados nos participantes dos grupos NCT. Os enxaguatórios bucais NCT não inibiram o crescimento da placa bacteriana, mas reduziram a vitalidade das bactérias da placa bacteriana.

Ortiz .P et al (2009) examinaram o efeito do tratamento periodontal não cirúrgico nos sinais e sintomas da AR em pacientes tratados com ou sem medicamentos anti-fator de necrose tumoral alfa (anti-TNF-a). O efeito da terapia anti-TNF-a na periodontite também foi avaliado. Quarenta participantes diagnosticados com AR moderada/grave (sob tratamento para

RA) e periodontite grave foram aleatoriamente designados para receber terapia periodontal inicial não cirúrgica com raspagem/plainagem radicular e instruções de higiene oral (n = 20) ou nenhuma terapia periodontal (n = 20). Para controlar a AR, todos os participantes tinham estado a utilizar fármacos anti-reumáticos modificadores da doença e 20 tinham também estado a utilizar anti-TNF-a antes da aleatorização. Os parâmetros clínicos foram avaliados e verificou-se que os pacientes que receberam tratamento periodontal apresentaram uma diminuição significativa na média de DAS28, ESR e TNF-a sérico. Não se registou uma diminuição estatisticamente significativa destes parâmetros nos doentes que não receberam tratamento periodontal. A terapia anti-TNF-a resultou numa melhoria significativa da CAL, PD, BOP e GI.

Miley D. D et al (2009) demonstraram que a utilização de suplementos de vitamina D e cálcio afecta o estado da doença periodontal. Para o efeito, foram recrutados 51 indivíduos que estavam a receber terapia de manutenção periodontal em duas clínicas dentárias; 23 estavam a tomar suplementos de vitamina D (>400 lU/dia) e cálcio (>1.000 mg/dia) e 28 não estavam a tomar esses suplementos. Todos os indivíduos tinham pelo menos dois locais interproximais com >3 mm de perda de inserção clínica. A ingestão diária de cálcio e vitamina D foi estimada por análise nutricional. Em comparação com os indivíduos que não tomavam suplementos de vitamina D e cálcio, os que tomavam suplementos tinham profundidades de sondagem mais rasas, menos locais de sangramento, valores de índice gengival mais baixos, menos envolvimentos de furca, menos perda de inserção e menos perda de altura da crista alveolar.

Saxlin T et al (2009) investigaram a associação entre a medicação com estatinas e a infeção periodontal numa população adulta. O estudo incluiu indivíduos dentados, não diabéticos, não reumáticos, não fumadores, com idades compreendidas entre os 40 e os 69 anos. A principal variável de resultado foi o número de dentes com bolsas periodontais de 4 mm ou mais. A medicação com estatinas foi categorizada de duas formas: em primeiro lugar, os indivíduos com algum tipo de medicação com estatinas versus os que não tomavam nenhuma e, em segundo lugar, os indivíduos que tomavam sinvastatina, atorvastatina, alguma outra estatina ou nenhuma medicação com estatinas. Os riscos relativos (RR) foram estimados utilizando modelos de regressão binomial negativa e de Poisson. Verificaram que existe uma fraca associação negativa entre a medicação com estatinas e a infeção periodontal entre os indivíduos com placa dentária ou hemorragia gengival. Entre os indivíduos sem sangramento gengival, a medicação com estatinas foi associada a uma maior probabilidade de ter bolsas periodontais profundas.

Mayer Y et al (2009) avaliaram a influência da terapia anti-fator de necrose tumoral alfa (TNF-a) nos parâmetros clínicos e imunológicos do periodonto. Foram incluídos 10 doentes com artrite reumatoide (AR) que recebiam regularmente infusões de infliximab, 200 mg (AR+), 10 doentes com AR sem terapia anti-TNF-a (AR-) e 10 controlos saudáveis (C). Verificou-se que a média do IP era semelhante entre os grupos. No entanto, os parâmetros inflamatórios médios nos três grupos variaram significativamente; o IG foi maior no grupo

O grupo RA- foi comparado com os grupos RA+ e C. O grupo RA+ exibiu menos BOP do que os grupos RA- e C. Assim, concluíram que os doentes com AR que receberam medicação anti-TNF-a tinham índices periodontais e níveis de TNF-a no GCF mais baixos.

Nassar PO et al (2009) avaliaram se a administração concomitante de sinvastatina minimizaria a perda óssea alveolar associada à ciclosporina A em ratos sujeitos, ou não, a doença periodontal experimental. Grupos de 10 ratos foram tratados com ciclosporina A (10 mg/kg/dia), sinvastatina (20 mg/kg/dia), ciclosporina A e sinvastatina em simultâneo (ciclosporina A/simvastatina) ou veículo durante 30 dias. Quatro outros grupos de 10 ratos receberam, cada um, uma ligadura de algodão à volta do primeiro molar inferior e foram tratados de forma semelhante com ciclosporina A, sinvastatina, ciclosporina A/simvastatina ou veículo. Os níveis de cálcio (Ca2+), fósforo e fosfatase alcalina foram avaliados no soro. Os níveis de expressão de interleucina-1b, prostaglandina E2 e óxido nítrico sintase induzível foram avaliados nos tecidos gengivomucosos. O volume ósseo e o número de osteoblastos e osteoclastos também foram analisados. Verificaram que o tratamento com ciclosporina A em ratos, com ou sem ligadura, estava associado a perda óssea, representada por um menor volume ósseo e um aumento do número de osteoclastos. O tratamento com ciclosporina A foi associado à reabsorção óssea, enquanto o tratamento com sinvastatina melhorou a perda óssea alveolar associada à ciclosporina A em todos os parâmetros estudados.

Além disso, a sinvastatina, na presença de inflamação, pode atuar como um agente anti-inflamatório.

Haas A. N et al (2009) determinaram a associação entre menopausa, terapia de reposição hormonal (TRH) e perda de inserção periodontal (PIP). Trezentas e vinte e oito mulheres (40 a 69 anos de idade) que participaram de um levantamento bucal anterior no Sul do Brasil foram incluídas. As mulheres que relataram não ter seus ciclos menstruais mensais por >12 meses foram classificadas como pós-menopausa. As mulheres na pós-menopausa foram categorizadas de acordo com a TRH. Mulheres com >30% de dentes com PAL >5 mm. verificaram que a prevalência de periodontite foi significativamente maior entre as mulheres pós-menopausadas que não usavam TRH (TRH-) do que entre as mulheres pré-menopausadas. Em contraste, as mulheres pós-menopáusicas com TRH+ e as mulheres pré-menopáusicas tinham um estado periodontal semelhante. A TRH pode ter um efeito benéfico na saúde periodontal.

Gupta V et al (2010) resumem o papel dos probióticos na saúde e na doença periodontal e a sua eficácia na terapia periodontal. Eles descobriram que os probióticos representam uma nova área de pesquisa na terapia periodontal. A existência de probióticos na microflora oral indígena dos seres humanos merece ser explorada porque estas bactérias oferecem a vantagem de estarem perfeitamente adaptadas ao ecossistema oral humano. Com base nos dados de investigação actuais, os efeitos dos probióticos na saúde periodontal e na sua manutenção não são claros. Os dados preliminares obtidos por vários investigadores têm sido encorajadores, mas serão necessários numerosos ensaios clínicos a longo prazo, devidamente controlados e aleatórios, para estabelecer claramente o potencial dos probióticos na prevenção e tratamento das doenças periodontais. São necessários muito mais desenvolvimentos científicos para compreender melhor estas pequenas formas de vida, de modo a alargar as suas potenciais aplicações.

Kendler D L et al (2010) efectuaram um estudo em 504 mulheres pós-menopáusicas de 55 anos de idade com um BMD T-score igual ou inferior a -2,0 e igual ou superior a -4,0 que estavam a receber terapêutica com alendronato há pelo menos 6 meses. Os indivíduos receberam alendronato de marca aberto 70mg uma vez por semana durante 1 mês e depois foram aleatoriamente designados para continuar a terapêutica com alendronato semanal ou denosumab subcutâneo 60mg de 6 em 6 meses e foram seguidos durante 12 meses. Foram avaliadas as alterações na DMO e nos marcadores bioquímicos da renovação óssea. Nos indivíduos que transitaram para o denosumab, a DMO total da anca aumentou 1,90% no mês 12, em comparação com um aumento de 1,05% nos indivíduos que continuaram a tomar alendronato. Também foram alcançados ganhos significativamente maiores de DMO com denosumab em comparação com o alendronato aos 12 meses na coluna lombar, colo do fémur e 1/3 do rádio. A transição para o denosumab produziu maiores aumentos na DMO em todos os locais do esqueleto medidos e uma maior redução na renovação óssea do que o alendronato continuado, com um perfil de segurança semelhante em ambos os grupos.

Sree S Lakshmi et al (2011) demonstraram que o papel das espécies reactivas de oxigénio (ROS) é comum às vias de lesão dos tecidos mediadas pelas bactérias e pelo hospedeiro. As ROS parecem desempenhar um papel significativo na patologia das doenças periodontais. O stress oxidativo observado num periodonto doente pode resultar diretamente de uma atividade excessiva de ROS ou de uma deficiência de antioxidantes ou indiretamente através da criação de um estado pró-inflamatório. Novas estratégias antioxidantes e anti-inflamatórias adjuntas à terapia periodontal tradicional podem ajudar-nos a obter bons resultados clínicos.

Teughels W et al (2011) efectuaram um estudo para explorar se a utilização de probióticos pode influenciar a microbiota periodontal e a saúde periodontal. Neste estudo, foram recolhidos três estudos em animais e 11 estudos in vivo em humanos. Seis estudos relataram os efeitos microbiológicos, enquanto oito estudos relataram os efeitos clínicos. Sete estudos foram realizados em pacientes saudáveis ou com gengivite e quatro estudos em pacientes com periodontite. Os dados atualmente disponíveis indicam um efeito dos probióticos na microbiota oral e um efeito mais limitado no resultado clínico periodontal

medidas.

Bains V K et al (2011) discutiram o mecanismo básico juntamente com as implicações clínicas dos bisfosfonatos (BPs) na medicina dentária. Os bisfosfonatos

(BPs) são uma classe de fármacos que previnem a perda de massa óssea, utilizados para tratar a osteoporose e doenças semelhantes. São compostos utilizados no tratamento de muitos distúrbios esqueléticos, tais como metástases ósseas, osteoporose, doença de Paget, etc. e promovem os processos de inflamação e destruição, diminuindo a remodelação óssea e exercendo efeitos antiangiogénicos e apoptóticos. A sua aplicação clínica tem aumentado recentemente na medicina dentária. Os BPs têm efeitos paradoxais na cavidade oral, tendo potenciais efeitos benéficos, ao mesmo tempo que aumentam o risco de osteonecrose dos maxilares. Os doentes com implantes que estejam a tomar um bifosfonato oral para a osteoporose correm o risco de desenvolver osteonecrose do maxilar após a colocação do implante.

Sharma A et al (2012) exploraram a eficácia de um gel de alendronato (ALN) a 1% em comparação com um gel placebo como sistema de administração local de fármacos em complemento da destartarização e alisamento radicular (SRP) para o tratamento de defeitos intra-ósseos em pacientes com periodontite crónica. Um total de 66 defeitos intra-ósseos foram tratados com um gel de 1% de ALN ou placebo. Os parâmetros clínicos foram registados, tendo-se verificado que a redução média da PD e o ganho de CAL foram maiores no grupo ALN do que no grupo placebo aos 2 e 6 meses.

Sharma A et al (2012) determinaram a eficácia de um gel de alendronato (ALN) a 1% em comparação com um gel placebo como sistema de administração local de fármacos em complemento da destartarização e alisamento radicular (SRP) para o tratamento de defeitos intra-ósseos em pacientes com periodontite agressiva (AgP) em comparação com um gel placebo. Cinquenta e dois defeitos intra-ósseos de 17 pacientes com AgP foram tratados com gel de ALN a 1% ou gel placebo, tendo sido registados os parâmetros clínicos. Os parâmetros clínicos foram registados. Verificaram que a redução média da DP foi maior no grupo ALN em comparação com o placebo aos 6 meses. Da mesma forma, o ganho médio de CAL foi maior no grupo ALN do que no grupo placebo aos 6 meses. Além disso, foi encontrada uma percentagem média de preenchimento ósseo significativamente maior no grupo ALN em comparação com o grupo placebo

R Hirsch et al (2012) descreveram que a versatilidade da azitromicina se estende para além das suas propriedades antibióticas, em resultado dos seus efeitos imunomoduladores/anti-inflamatórios bem documentados. A azitromicina está concentrada em neutrófilos, macrófagos e particularmente em fibroblastos; todas estas células são intervenientes centrais na patogénese da maioria das doenças periodontais. As diversas propriedades da azitromicina permitem a sua utilização tanto no tratamento da periodontite como na resolução do sobrecrescimento gengival relacionado com a droga. Existem provas que apoiam a utilização de uma única dose de azitromicina no tratamento de doenças periodontais avançadas. A azitromicina pode ter um papel triplo no tratamento e resolução das doenças periodontais: supressão dos periodontopatógenos, atividade anti-inflamatória e cicatrização através da persistência em níveis baixos nos macrófagos e fibroblastos dos tecidos periodontais, mesmo após uma única toma de três comprimidos.

Grover H S et al (2013) afirmaram que estão a ser propostas e desenvolvidas terapias de modulação do hospedeiro para reduzir os níveis excessivos de enzimas, citocinas, prostanóides, bem como para modular as funções dos osteoclastos. Nas últimas duas décadas, muitos fármacos foram investigados quanto às suas propriedades de modulação do hospedeiro, tanto em estudos clínicos em animais como nos primeiros estudos clínicos em humanos. Estes agentes incluem anti-inflamatórios não esteróides, doxiciclina em doses sub antimicrobianas e bisfosfonatos sistémicos. Recentemente, foi acrescentado um novo fármaco à lista, nomeadamente o teriparatido, que é um fármaco formador de osso. Trata-se de uma hormona paratiroideia humana biossintética. Vários ensaios clínicos demonstraram que a teriparatida está associada a um aumento da densidade mineral óssea. A utilização da teriparatida sistémica como adjuvante de uma cirurgia periodontal pode projectá-la como um agente modulador do hospedeiro promissor, para promover a regeneração óssea com resultados a longo prazo.

Bhatia V et al (2014) afirmaram que o objetivo deste artigo era discutir dados recentes sobre as possíveis formas de reduzir os sinais de gengivite e periodontite através de probióticos. Descobriram que os probióticos baixam o pH para que as bactérias da placa não possam formar a placa dentária e o cálculo que causa a doença periodontal. São um excelente produto de manutenção porque produzem antioxidantes. Os antioxidantes previnem a formação da placa bacteriana neutralizando os electrões livres que são necessários para a formação do mineral. Os probióticos são capazes de decompor os odores da putrescência, fixando-se nos gases tóxicos (compostos sulfurados voláteis) e transformando-os em gases necessários ao metabolismo. Assim, concluíram que os probióticos representam uma nova área de investigação em medicina oral, a análise das relações estreitas entre a alimentação e a saúde oral. Foram publicados apenas alguns estudos clínicos que descrevem a eficácia dos probióticos na doença periodontal.

CAPÍTULO 7
<u>CONCLUSÃO</u>

A importância reconhecida da resposta inflamatória do hospedeiro na patogénese das doenças periodontais apresenta a oportunidade de explorar novas estratégias de tratamento. Foi desenvolvida uma variedade de estratégias de tratamento para atingir a resposta do hospedeiro à infeção periodontal. Esta revisão procurou fornecer visões gerais mecanicistas e aplicações clínicas sobre a utilização de regimes terapêuticos moduladores do hospedeiro para a gestão da doença periodontal.

A melhor compreensão das interacções entre o hospedeiro e as bactérias e da resposta imuno-inflamatória do hospedeiro que conduz ao tecido periodontal

A destruição dos dentes levou ao desenvolvimento de HMT. Embora a eficácia e a utilidade dos agentes moduladores do hospedeiro tenham sido demonstradas por muitos ensaios clínicos e tenham sido aprovadas pela FDA para o tratamento da periodontite, a relação risco/benefício relacionada com a utilização destes medicamentos ainda não foi estabelecida.[110] São necessários ensaios clínicos multicêntricos para avaliar plenamente os benefícios destes agentes e para ponderar a sua utilidade em relação aos riscos associados à sua administração a longo prazo. Além disso, a investigação contínua neste domínio também permitiria o fabrico de um tratamento individualizado para a doença periodontal, visando a resposta inflamatória do hospedeiro.

CAPÍTULO 8

<u>BIBLIOGRAFIA</u>

1) **Giannobile .W V.** Host-Response Therapeutics for Periodontal Diseases.J Periodontol. 2008; 79(8):1592-1600.

2) **Offenbacher S.** Doenças periodontais: Patogénese. Ann Periodontol. 1996; 1(1):821-878

3) **Landi L, Amar S, Polins AS, Van Dyke TE.**Mecanismos do hospedeiro na patogénese da doença periodontal.Curr Opin Periodontol. 1997; 4:3-10.

4) **Sorsa T, Uitto V-J, Suomalainen K, Vauhkonen M, Lindy S.** Comparação das colagenases intersticiais da gengiva humana, do fluido sulcular e dos leucócitos polimorfonucleares. J Periodont Res. 1988; 23: 386-393.

5) **Kirkwood K L, Cirelli J A., Rogers Jill E. & Giannobile W V.** Novel host response therapeuticapproaches to treat periodontaldiseases.Periodontology 2000. 2007; 43: 294-315.

6) **Reddy S, MGS Prasad,Kaul S,Asutkar H.** Modulação do hospedeiro em Periodontia.E-Journal of Dentistry. 2011; 1 (3):51-62.

7) **Cobb C M.** Clinical significance of non-surgical periodontal therapy: anevidence-based perspective of scaling and root planing. J ClinPeriodontol. 2002; 29 (Suppl 2): 6-16.

8) **Dhariwal G,Dodwad G, Singh K S.**Host Modulation Therapy in Periodontics.jpbms.2012; 22(26):1-4.

9) Relatórios da Academia: A Patogénese das Doenças Periodontais. J Periodontol. 1999; 70(4):457-470.

10) **Kantarci A, Hasturk H & Van Dyke. T E.** Host-mediated resolution ofinflammation in periodontaldiseases.Periodontology 2000. 2006; 40: 144-163.

11) **Newman, Takei, Klokkevold, Carranza.** Agentes moduladores do hospedeiro. Periodontia clínica de Carranza. 10ª edição. Elsevier 2011; pg-814.

12) **Newman, Takei, Klokkevold, Carranza.** Modulação do hospedeiro. Periodontia clínica de Carranza. 11ª edição. Elsevier 2011; pg-706.

13) **Deshmukh J, Jawali M Ahmed, Kulkarni V Kumar.**Terapia de modulação do hospedeiro - um novo conceito promissor no tratamento de doenças periodontais.International Journal of Dental Clinics .2011; 3(2):48-53.

14) **ShaluBathla.**Terapia de modulação do hospedeiro.periodontia revisitada.1° edição;pg-292

15) **Morton R Sinha e Dongari-Bagtzoglou A I.**Cyclooxygenase-2 Is Upregulated in Inflamed Gingival Tissues. J Periodontol.2001; 72(4):461- 469.

16) **Goldhaber P.**Tissue Culture Studies of Bone as a Model System for Periodontal Research. J Den Res.1971; 50(2):278-285.

17) **Goodson M, Mcclatchy K &Revell C.**Reabsorção induzida por prostaglandina da calvária de ratos adultos.J Dent Res .1974; 53(3):670-677.

18) **Offenbacher S, HeasmanP A., &CollinsJ G.**Modulation of Host PGE2 Secretion asa Determinant of Periodontal DiseasExpression.J Periodontol. 1993; 64(5):432-444.

19) **Dionne R A,BertholdC W.**Therapeutic Uses of Non-Steroidal AntiInflammatory Drugs in Dentistry.Crit rev oral biol med.2001; 12(4):315- 330.

20) **Kornman KS, Blodgett RF, Brunsvold M, Holt SC.** Efeitos de aplicações

tópicas de ácido meclofenâmico e ibuprofeno na perda óssea, microbiota subgengival e resposta PMN gengival no primata Macacafascicularis. J Periodont Res .1990; 25: 300-307.

21) **Vogel RI, Schneider L e Goteiner D**. Os efeitos de um medicamento anti-inflamatório não esteroide de ação tópica na doença periodontal induzida por ligadura no macaco esquilo. J Clin Periodontal .1986; 13: 139-144.

22) **S. Offenbacher, B. M. Odle, R. C. Gray& T, E. Van Dyke**. Crevicular

nível de pós-gladina E no fluido como medida do estado de doença periodontal
de

Periodontite em pacientes adultos e juvenis.J Periodont Res.1984; 19:1-13.

23) **Chang Y-C, Tsai C-H, Yang S-H, Liu C-M, Chou M-Y**. Indução da expressão de mRNA e proteína da ciclooxigenase-2 em fibroblastos gengivais humanos estimulados com nicotina. J Periodont Res. 2003; 38: 496-501.

24) **Shimizu N, Ozawa Y, YamaguchiM, GosekiT, Ohzeki K e Abiko Y.**Indução da Expressão de COX-2 por Força de Tensão Mecânica em Células do Ligamento Periodontal Humano. J Periodontol. 1998; 69(6):670-677.

25) **Nyman S, Dr. Odont, Schroeder H E. , Lindhe J.** Supressão da Inflamação e da Reabsorção Óssea pela Indometacina Durante a Periodontite Experimental em Cães . J. Periodontol. 1979; 50(9):450- 461.

26) **Offenbacher S, Braswell LD, Loos AS, Johnson HG, Hall CM, McClure H, Orkin JL, Strobert EA, Green MD, Odle BM.** Os efeitos do flurbiprofeno na progressão da periodontite em Macaca mulatta. J of Periodont Res.1987; 22: 473-481.

27) **Williams R C, Jeffcoat M K, Howell T. H, Rolla Arturo, Stubbs D, Teoh K W, S Michael. Reddy,e Goldhaber P .** J. Periodontol.1989; 60(9):485-490.

28) **Williams RC, Jeffcoat MK, Howell TH, Reddy MS, Johmon HG. Hail CM, Goldhaber P.** Ibuprofeno: um inibidor da reabsorção óssea alveolar em beagles.J Periodont Res .1988; 23: 225-229.

29) **Williams R. C, M. Jeffcoat K, Wechter. W. J, Johnson H. G, Kaplan M. L, e Goldhaber P.** Non-steroidal anti-inflammatory drug treatment of periodontitis in beagles. J of Periodontol Res. 1984; 19: 633-637.

30) **Heijl Lars, Rifkin B R., Zander H A.** Conversão da gengivite crónica para Periodontite em Macacos Esquilo. J. Periodontol. 1976; 47(12):710-716.

31) **Van Dyke T E e Kornman K S.** Inflamação e factores que podem regular a resposta inflamatória. J Periodontol .2008; 79(8):1503-1507.

32) **Freire M O. e Van Dyke T E.** Resolução natural da inflamação. Periodontal 2000. 2013; 63(1): 149-164.

33) **Howell T. H.** Bloqueio da progressão da doença periodontal com agentes anti-inflamatórios. J Periodontol. 1993; 64(8):828-833.

34) **Van Dyke T.E e Serhan C.N.** Resolution of Inflammation:A New Paradigm for the Pathogenesis of Periodontal Diseases (Resolução da Inflamação: Um Novo Paradigma para a Patogénese das Doenças Periodontais). J Dent Res. 2003; 82(2):82-90.

35) **El-Sharkawy Hesham, Aboelsaad N, Eliwa Mohamed, Darweesh M, Alshahat M, Kantarci A, Hasturk H e Van Dyke T E.** Adjunctive Treatment of Chronic Periodontitis With Daily Dietary Supplementation With Omega-3 Fatty Acids and Low-Dose Aspirin. J Periodontol. 2010; 81(11):1635-1643.

36) **Salvi GE, Lang NP.** Modulação da resposta do hospedeiro no tratamento das

doenças periodontais. J Clin Peridontol .2005; 32 (Suppl. 6): 108-129.

37) **Paquette DW. & Williams R C.** Modulação dos mediadores inflamatórios do hospedeiro como estratégia de tratamento das doenças periodontais. Periodontologia 2000.2000; 24:239-252.

38) **H. Birkedal-Hansen, W. G. I. Moore, M. K. Bodden, L J. Windsor, B. Birkedal-Hansen, A. DeCarlo, J. A. Engler.** Matrix Metalloproteinases: A Review. Crit rev oral biol med.1993; 4(2): 197-250.

39) **Zitka .O, Kukacka. J, Krizkova1 .S, Huska1. D, Adam1.V, Masarik .M, Prusa. R e Kizek. R.** Matrix Metalloproteinases. Curr Med Chem. 2010; 17: 3751-3768.

40) **Birkedal-Hansen H.** Role of Matrix Metalloproteinases in Human Periodontal Diseases (Papel das Metaloproteinases da Matriz nas Doenças Periodontais Humanas). J Periodontol.1993; 64(5):474 - 484.

41) **Ryan M E & Golub L M.** Modulação das actividades da metaloproteinase da matriz na periodontite como estratégia de tratamento. Periodontologia 2000.2000; 24: 226-238.

42) **Clark I M., Swingler T E., Sampieri C L., Edwards D R.** The regulation of matrix metalloproteinases and their inhibitors. IJBCB. 2008; 40: 1362-1378.

43) **Gulati M, Anand V, Govila V, Jain N.** Terapia de modulação do hospedeiro: Uma parte indispensável da perioceutica 2014;18:282-8.

44) **Philip M. Preshaw, Arthur F. Hefti, M. John Novak, Bryan S. Michalowicz, Bruce L. Pihlstrom, Robert Schoor, Clarence L. Trummel, John Dean, Thomas E. Van Dyke, Clay B. Walker e Mark H. Bradshaw.** Subantimicrobial

Dose Doxycycline Enhances the Efficacy of Scaling and Root Planing in Chronic Periodontitis:A Multicenter Trial. J Periodontol .2004; 75:1068-1076.

45) **Gotub LM, Ciancio S, Ramamurthy NS, Leung M, McNamara TF.** Terapia de baixa dose de doxiciclina. Efeito na atividade da colagenase do fluido gengival e crevicular em humanos. J Periodont Res 1990; 25: 321-330.

46) **Engebretson S P, Lamster I B, Herrera-Abreu M, Celenti R S, Timms J M, Chaudhary Adeel G.A, Di Giovine F S e Kornman K S.** The Influence of Interleukin Gene Polymorphism on Expression oflnterleukin-ie and Tumor Necrosis Fator-a in Periodontal Tissueand Gingival Crevicular Fluid. J Periodontol. 1999; 70:567-573.

47) **Taylor JJ, Preshow P M, Donaldson P** .Cytokines gene polymorphism and immunoregulation in periodontal disease. Periodontology 2000.2004;35:158-182.

48) **Goluh LM, Sorsa T, Lee H-M, Ciancio S, Sorbi D, Ramamurthy NS, Gruber B, Salo T, Konttinen YT.** Doxycycline inhibits neutrophil (PMN) -type matrixmetalloproteinases in human adult periodontitis gingiva. J Clin Periodontol 1995; 22: 100-109.

49) **Cullinan MP, Westerman B, Hamlet SM, Palmer JE, Faddy MJ, Lang NP, Seymour GJ.** A longitudinal study of interleukin-1 gene polymorphisms and periodontal disease in a general adult population. J Clin Periodontol. 2001; 28: 1137-1144.

50) **Preshaw PM, Hefti AF, Bradshaw MH.** Dose subantimicrobiana adjuvante de doxiciclina em fumadores e não fumadores com periodontite crónica. J Clin Periodontol. 2005; 32:610-616.

51) **Kinane D.F, Chestnutt I.G.** Smoking And Periodontal Disease (Fumar e Doença

Periodontal). Crit Rev Oral Biol Med .2000; 11(3):356-365.

52) **Jack G. Caton, Sebastian G. Ciancio, Timothy M. Blieden, Mark Bradshaw, Richard J. Crout, Arthur F. Hefti, Joseph M. Massaro, Alan M. Polson, John Thomas e Clay Walker. Treatment** With Subantimicrobial Dose Doxycycline Improves the Efficacy of Scaling and Root Planing in Patients With Adult Periodontitis.J.Periodontol 2000; 71:521-532.

53) **Magnusson I, Lindhe J, Yoneyama T & Liljenberg B.** Recolonização de uma microbiota subgengival após destartarização em bolsas profundas. J Clinical Periodontol. 1984; I I : 193-207.

54) **John Novak .M, Johns L P, Miller R C e Bradshaw Mark H.** Adjunctive Benefits of Subantimicrobial Dose Doxycycline in the Management of Severe, Generalized, Chronic Periodontitis. J Periodontol. 2002; 73:762-769.

55) **Thomas John, Walker Clay e Bradshaw Mark.** A utilização a longo prazo de doxiciclina em dose subantimicrobiana não conduz a alterações na suscetibilidade antimicrobiana. J Periodontol 2000; 71:1472-1483.

56) **Gapski. R, Barr J.L, Sarment D.P, Layher M.G, Socransky S.S, e Giannobile W.V.** Effect of Systemic Matrix Metalloproteinase Inhibition on Periodontal Wound Repair: A Proof of Concept Trial. J Periodontol .2004; 75:441-452.

57) **Swamy DN, Sanivarapu S, Moogla S, Kapalavai V. Tetraciclinas quimicamente modificadas:** Os novos agentes moduladores do hospedeiro. J Indian Soc Periodontol 2015; 19:370-4.

58) **Agnihotri R, Gaur S.** Chemically modified tetracyclines: Novos agentes terapêuticos no tratamento da periodontite crónica. Indian.J Pharmacol 2012; 44:161-7.

59) **Golub L M., Ramamurthy N. S e McNamara T F.** Tetracyclines Inhibit Connective Tissue Breakdown: New Therapeutic Implications for an Old Family of Drugs. Crit Rev Oral Biol Med. 1991; 2(2):297-322.

60) **Chang KM. Ramamurthy NS. McNamara TF, Fvans RT. Klciusen B. Murray PA, Golub LM.** As tetraciclinas inibem a perda óssea alveolar induzida por Porphyromonas gingivalis em ratos através de um mecanismo não antimicrobiano. J Periodont Res 1994; 29:242 249.

61) **Analeyda Llavaneras, Nungavaram S. Ramamurthy, Pia Heikkila , Olli Teronen, Tuula Salo, Barry R. Rifkin, Maria E. Ryan, Lorne M. Golub e Timo Sorsa.** A Combination of a Chemically Modified Doxycycline and a Bisphosphonate Synergistically Inhibits Endotoxin- Induced Periodontal Breakdown in Rats .J Periodontol 2001; 72:10691077.

62) **Brunetti .G, Colucci. S, Pignataro. P, M. Coricciati, G. Mori, N. Cirulli,A. Zallone, F.R. Grassi, e M. Grano.** As células T apoiam a osteoclastogénese num modelo in vitro derivado de doentes com periodontite humana. J Periodontol 2005; 76:1675-1680.

63) **Grauballe MCB, Bentzen BH, Bjornsson M, Moe D, Jonassen TEN, Bendtzen K, Stoltze K, Holmstrup P.** O efeito da espironolactona na periodontite experimental em ratos. J Periodont Res. 2005; 40: 212-217.

64) **Page R.** O papel dos mediadores inflamatórios na patogénese da doença periodontal. J Periodont Res. 1991; 26: 230-242.

65) **Pers Jacques-Olivier, Saraux A, Pierre R e Youinou P.** A Imunoterapia Anti-TNF-a Está Associada a um Aumento da Inflamação Gengival Sem Perda Clínica de Anexos em Indivíduos com Artrite Reumatoide. J Periodontol 2008; 79:1645-

1651.

66) **Delima AJ, Oates T, Assuma R, Schwartz Z, Cochran D, Amar S, Graves DT.** Soluble antagonists to interleukin-1 (IL-1) and tumor necrosis fator (TNF) inhibits loss of tissue attachment in experimental periodontitis. J Clin Periodontal 2001; 28: 233-240.

67) **Martuscelli G, Fiorellini J P, Crohin C C, e Howell T. H.** The Effect of Interleukin-11 on the Progression of Ligature-Induced Periodontal Disease in the Beagle Dog. J Periodontol 2000; 71:573-578.

68) **Waykole Y P, Doiphode S. S, Rakhewar P. S, Mhaske Maya.** Terapia anti-citocina para doenças periodontais: Onde é que estamos agora? J Indian Soc Periodontol.2009; 13(2)64-68.

69) **Garlet GP, Cardoso CR, Campanelli AP, Martins W Jr, Silva JS.** Expressão de supressores da sinalização de citocinas em tecidos periodontais doentes: um sinal de parada para a progressão da doença? J Periodont Res 2006; 41: 580-584.

70) **Haas A.N, Cassiano K. Rosing, Rui V. Oppermann, Jasim M. Albandar e Cristiano Susin.** Associação entre Menopausa, Terapia de Reposição Hormonal e Perda de Inserção Periodontal em Mulheres do Sul do Brasil. J Periodontol 2009; 80:1380-1387.

71) **Bains V K, Gupta V, Singh G P, Patil S S e Srivastava R.** Bisfosfonatos: Uma Tendência Emergente em Medicina Dentária. Asian J Oral Health & Allied Sciences. 2011; 1(2):116-124.

72) **Cheng A, Mavrokokki A, Carter G, Stein B, Fazzalari NL, Wilson DF, Goss AN.** The dental implications of bisphosphonates and bone disease (As implicações dentárias dos bisfosfonatos e da doença óssea). Aust Dent J 2005; 50

Suppl 2:S4-S13.

73) **Russell R. G. G, Watts N. B, Ebetino F. H &M. J. Rogers.** Mechanisms of action of bisphosphonates: similarities and differences and their potential influence on clinical efficacy. Osteoporos Int. 2008; 19:733759.

74) **Howard C. Tenenbaum, Avi Shelemay, Bruno Girard, Ron Zohar e Peter C. Fritz.** Bisfosfonatos e Periodontia: Potential Applications for Regulation of Bone Mass in the Periodontium and Other Therapeutic/Diagnostic Uses. J Periodontol .2002; 73:813-822.

75) **Brunsvold M A, Chaves E S, Kornman K S, Aufdemorte T B, e Wood Robert .** Effects of a Bisphosphonate on Experimental Periodontitis in Monkeys (Efeitos de um Bisfosfonato na Periodontite Experimental em Macacos). J Periodontol .1992; 63:825-830.

76) **Michael S. Reddy, Thomas W. Weatherford, III, C. Anne Smith, Brian D. West, Marjorie K. Jeffcoat, Thomas M. Jacks.** Alendronate Treatment of Naturally-Occurring Periodontitis in Beagle Dogs. J Periodontol .1995; 66:211-217.

77) **Yaffe A, Fine N, e Binderman I.** Fenómeno de Aceleração Regional na Mandíbula após Cirurgia de Retalho Mucoperiosteal. J Periodontol .1994; 65:79-83.

78) **Dr. Shah D. V , Dr. Dave D, Dr. Deshpande N, Dr. Dave R, Dr. Sharma D.** Bisfosfonatos na terapia periodontal. Indian J Res.2013;2(4):293-295.

79) **Sharma A e Pradeep A.R.** Clinical Efficacy of 1% Alendronate Gel as a Local Drug Delivery System in the treatment of Chronic Periodontitis: Um Ensaio Clínico Randomizado e Controlado. J Periodontol 2012; 83:11-18.

80) **Sharma A e Pradeep A.R.** Clinical Efficacy of 1% Alendronate Gel as a Local Drug Delivery System in the treatment of Aggressive Periodontitis:A Randomized Controlled Clinical Trial. J Periodontol 2012; 83:19-26.

81) **H. Nakaya, G. Osawa, N. Iwasaki, D.L. Cochran, K. Kamoi e T.W. Oates** .Effects of Bisphosphonate on Matrix Metalloproteinase Enzymes in Human Periodontal Ligament Cells. J Periodontol. 2000; 71:1158-1166.

82) **Jin Q, Cirelli J A, Park C H, Sugai J V, Jr M T , Kostenuik P J, e Giannobile W V.** RANKL Inhibition Through Osteoprotegerin Blocks Bone Loss in Experimental Periodontitis. J Periodontol .2007; 78:13001308.

83) **Crotti T, Smith MD, Hirsch R, Soukoulis S, Weedon H, Capone M, Ahern MJ, Haynes D. Recetor** activator NF κB ligand (RANKL) and

expressão da proteína osteoprotegerina (OPG) na periodontite. J Periodont Res 2003; 38; 380-387.

84) **Kendler D L, Roux C, Benhamou C L, Brown J P, Lillestol M, Siddhanti S, Hoi-Shen Man, Javier San Martin, e Bone H G** . Effects of Denosumab on Bone Mineral Density and Bone Turnover in Postmenopausal Women Transitioning From Alendronate Therapy (Efeitos do Denosumab na Densidade Mineral Óssea e na Transformação Óssea em Mulheres na Pós-Menopausa que Transitam da Terapia com Alendronato). J Bone and Mine Res.2010; 25(1): 72-81

85) **Mark B P, Cantley M D. & Haynes D R.** Mechanisms and control of pathologic bone loss in periodontitis (Mecanismos e controlo da perda óssea patológica na

periodontite). Periodontologia 2000.2010; 53: 5569.

86) **D. Douglas Miley, M. Nathalia Garcia, Charles F. Hildebolt, William D. Shannon, Rex A. Couture, Catherine L. Anderson Spearie, Debra A. Dixon, Eric M. Langenwalter, Cheryl Mueller e Roberto Civitelli.** Cross-Sectional Study of Vitamin D and Calcium Supplementation Effects on Chronic Periodontitis (Estudo Transversal dos Efeitos da Suplementação de Vitamina D e Cálcio na Periodontite Crónica). J Periodontol. 2009; 80:1433-1439.

87) **Hildebolt C F.** Efeito da Vitamina D e do Cálcio na Periodontite. J Periodontol .2005; 76:1576-1587.

88) **Melissa S. Morris, Yeonju Lee, Mark T. Lavin, Peter J. Giannini, Marian J. Schmid, David B. Marx e Richard A. Reinhardt.** Injectable Simvastatin in Periodontal Defects and Alveolar Ridges: Pilot Studies. J Periodontol. 2008; 79: 1465-1473.

89) **Seto H, Ohba H, Tokunaga K, Hama H, Horibe M, Nagata T.** A administração tópica de sinvastatina recupera a perda óssea alveolar em ratos. J Periodont Res 2008; 43: 261-267.

90) **Vaziri H, Naserhojjati-Roodsari R, Tahsili-Fahadan N, Khojasteh A, Fatemeh Mashhadi-Abbas, Eslami B, e Dehpour A R.** Effect of Simvastatin Administration on Periodontitis-Associated Bone Loss in Ovariectomized Rats. J Periodontol 2007; 78:1561-1567.

91) **Saxlin T, Suominen-Taipale L, Knuuttila M, Alha P, Ylo "stalo P.** Dual effect of statin medication on periodontium. J Clin Periodontol. 2009; 36: 997-1003.

92) **N. Manisundar, A. Julius, A. Amudhan, V.T. Hemalatha e T. Manigandan.** Óxido nítrico como biomarcador inflamatório em doenças orais e sistêmicas - uma

revisão sistemática. Middle-East J. Sci. Res.2014., 20 (7): 881-886.

93) **Seshadri P R, Viswanathan K.** Perioceutics Where do we stand? Indian J Multidiscip Dent.2015; 5(1):15-22.

94) **Chappie ILC. Espécies reactivas de oxigénio e antioxidantes em doenças inflamatórias.** J Clin Periodontol .1997; 24: 287-296.

95) **S Lakshmi Sree, R Mythili.** Antioxidantes nas doenças periodontais: A Review. Indian J Multidiscip Dent.2011; 1(3):140-146.

96) **Gupta V, Gupta B.** Probióticos e doença periodontal: uma atualização atual. J Oral Health Comm Dent. 2010; 4(Spl):35-37.

97) **Bonifait L, Chandad F, Grenier D.** Probióticos para a saúde oral: Mito ou Realidade?.JCDA. 2009; 75(8):585-590.

98) **Shimauchi H, Mayanagi G, Nakaya S, Minamibuchi M, Ito Y, Yamaki K, Hirata H.** Melhoria da condição periodontal através de probióticos com Lactobacillus salivarius WB21: um estudo aleatório, em dupla ocultação, controlado por placebo. J Clin Periodontal .2008; 35: 897-905.

99) **K. Hatakka, A.J. Ahola1, H. Yli-Knuuttila, M. Richardson, T. Poussa, J.H. Meurman e R. Korpela.** Probiotics Reduce the Prevalence of Oral Candida in the Elderly-a Randomized Controlled Trial (Probióticos Reduzem a Prevalência de Cândida Oral nos Idosos - um Ensaio Controlado Aleatório). J Dent Res. 2007; 86(2):125-130.

100)   **E. Venezia, M Goldstein, B.D Boyan, Z. Schwartz.** O Uso de Derivados da Matriz de Esmalte no Tratamento de Defeitos Periodontais: Uma Revisão da Literatura e Meta-Análise. Crit Rev Oral Biol Med.2004; 15(6):382-402.

101) **Hammarstrdm L. Heijl L, Gestretius S**. Regeneração periodontal num modelo de deiscência bucal em macacos após a aplicação de proteínas da matriz do esmalte. J Clin Periodontol. 1997; 24: 669-677.

102) **Hammarstrom L**. Matriz do esmalte, dexelopment do cemento e regeneração. J Clin Periodontol 1997; 24: 658-668.

103) **Myron Nevins, William V. Giannobile, Michael K. McGuire, Richard T. Kao, James T. Mellonig, James E. Hinrichs, Bradley S. McAllister, Kevin S. Murphy, Pamela K. McClain, Marc L. Nevins, David W. Paquette, Thomas J. Han, Michael S. Reddy, Philip T. Lavin, Robert J. Genco e Samuel E. Lynch**. Platelet-Derived Growth Fator Stimulates Bone Fill and Rate of Attachment Level Gain: Resultados de um grande ensaio multicêntrico controlado e aleatório. J Periodontol .2005; 76:2205-2215.

104) **K. Lorenz , D. Mayer , G. Bruhn , B. Noack , M. Brecx , C. Heumann , H. Toutenburg , L. Netuschil , M. Nagl ,W. Gottardi & T. Hoffmann**. Effect of N-chlorotaurine mouth rinses on plaque regrowth and plaque vitality. Clin Oral Invest. 2009; 13:9-14.

105) **A. Mainnemare, B. Megarbane ,A. Soueidan, A. Daniel, e I.L.C. Chapple**. Hypochlorous Acid and Taurine-N-Monochloramine in Periodontal Diseases (Ácido Hipocloroso e Taurina-N-Monocloramina em Doenças Periodontais). J Dent Res. 2004.83(11):823-831.

106) **H. Hasturk, A. Kantarci, N. Ebrahimi, C. Andry, M. Holick, V. L. Jones, e T. E. Van Dyke**. Topical H2 Antagonist Prevents Periodontitis in a Rabbit Model. Infection and Immunity. 2006; 74(4). 2402-2414.

107) **Hirsch R, Deng H, Laohachai MN**. Azitromicina no tratamento

periodontal: mais do que um antibiótico. J Periodont Res 2012; 47: 137-148.

108)   **S.P. Barros , M.A.D. Silva , M.J. Somerman e F.H. Nociti, Jr.**
Parathyroid Hormone Protects against Periodontitis-associated Bone Loss. J Dent Res 2003; 82(10):791-795.

109)   **Grover H S, Luthra S, Maroo S**. Teriparatide: Um novo meio para finalmente alcançar a verdadeira regeneração !!!. J Clin e Diagnostic Res. 2013; 7(8): 1820-1823.

110)   **Honibald EN, Mathew S, Padmanaban J, Sundaram E,**

Ramamoorthy RD. Perioceutics: Inibidores da metaloproteinase da matriz como uma terapia adjuvante para a doença periodontal inflamatória. J Pharm Bioall Sci .2012; 4:417-21.

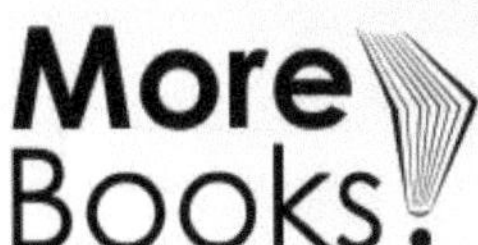

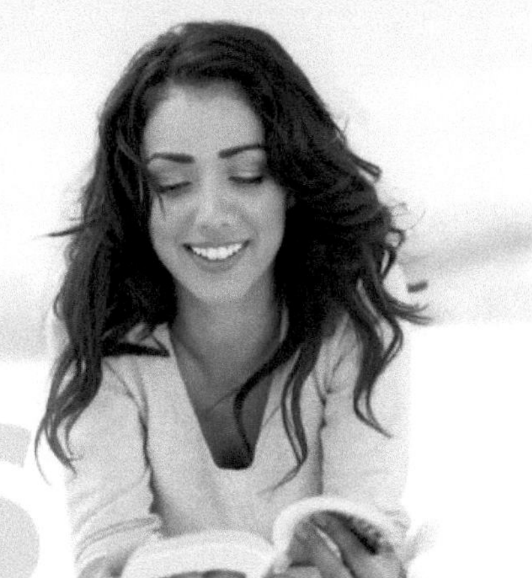

Buy your books fast and straightforward online - at one of world's fastest growing online book stores! Environmentally sound due to Print-on-Demand technologies.

Buy your books online at
www.morebooks.shop

Compre os seus livros mais rápido e diretamente na internet, em uma das livrarias on-line com o maior crescimento no mundo! Produção que protege o meio ambiente através das tecnologias de impressão sob demanda.

Compre os seus livros on-line em
www.morebooks.shop

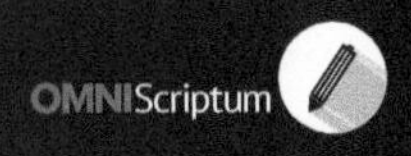

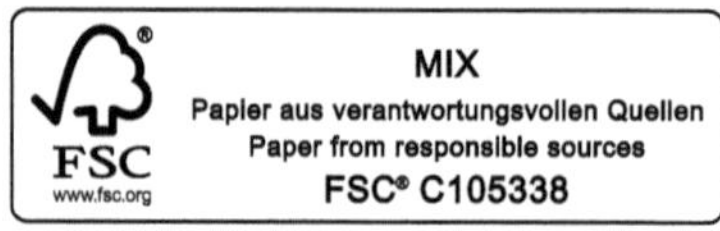

Printed by Books on Demand GmbH, Norderstedt / Germany